全国中医药行业高等职业教育"十三五"规划教材

药事管理与法规

（第二版）

（供中药及相关专业用）

主 编 ◎ 王克荣

中国中医药出版社

·北 京·

图书在版编目（CIP）数据

药事管理与法规 / 王克荣主编 . —2 版 . —北京：中国中医药出版社，2018.6（2021.5重印）

全国中医药行业高等职业教育"十三五"规划教材

ISBN 978-7-5132-4889-1

Ⅰ.①药…　Ⅱ.①王…　Ⅲ.①药政管理－高等职业教育－教材　②药事法规－高等职业教育－教材　Ⅳ.① R95

中国版本图书馆 CIP 数据核字（2018）第 075409 号

中国中医药出版社出版

北京经济技术开发区科创十三街31号院二区8号楼

邮政编码　100176

传真　010-64405721

河北省武强县画业有限责任公司印刷

各地新华书店经销

开本 787×1092　1/16　印张 14.25　字数 293 千字

2018 年 6 月第 2 版　2021 年 5 月第 4 次印刷

书号　ISBN 978－7－5132－4889－1

定价　48.00 元

网址　www.cptcm.com

社 长 热 线　010-64405720

购 书 热 线　010-89535836

维 权 打 假　010-64405753

微信服务号　zgzyycbs

微商城网址　https：//kdt.im/LIdUGr

官 方 微 博　http：//e.weibo.com/cptcm

天猫旗舰店网址　https：//zgzyycbs.tmall.com

如有印装质量问题请与本社出版部联系（010-64405510）

中医药职业教育是我国现代职业教育体系的重要组成部分，肩负着培养新时代中医药行业多样化人才、传承中医药技术技能、促进中医药服务健康中国建设的重要职责。为贯彻落实《国务院关于加快发展现代职业教育的决定》（国发〔2014〕19号）、《中医药健康服务发展规划（2015—2020年）》（国办发〔2015〕32号）和《中医药发展战略规划纲要（2016—2030年）》（国发〔2016〕15号）（简称《纲要》）等文件精神，尤其是实现《纲要》中"到2030年，基本形成一支由百名国医大师、万名中医名师、百万中医师、千万职业技能人员组成的中医药人才队伍"的发展目标，提升中医药职业教育对全民健康和地方经济的贡献度，提高职业技术院校学生的实际操作能力，实现职业教育与产业需求、岗位胜任能力严密对接，突出新时代中医药职业教育的特色，国家中医药管理局教材建设工作委员会办公室（以下简称"教材办"）、中国中医药出版社在国家中医药管理局领导下，在全国中医药职业教育教学指导委员会指导下，总结"全国中医药行业高等职业教育'十二五'规划教材"建设的经验，组织完成了"全国中医药行业高等职业教育'十三五'规划教材"建设工作。

中国中医药出版社是全国中医药行业规划教材唯一出版基地，为国家中医中西医结合执业（助理）医师资格考试大纲和细则、实践技能指导用书、全国中医药专业技术资格考试大纲和细则唯一授权出版单位，与国家中医药管理局中医师资格认证中心建立了良好的战略伙伴关系。

本套教材规划过程中，教材办认真听取了全国中医药职业教育教学指导委员会相关专家的意见，结合职业教育教学一线教师的反馈意见，加强顶层设计和组织管理，是全国唯一的中医药行业高等职业教育规划教材，于2016年启动了教材建设工作。通过广泛调研、全国范围遴选主编，又先后经过主编会议、编写会议、定稿会议等环节的质量管理和控制，在千余位编者的共同努力下，历时1年多时间，完成了83种规划教材的编写工作。

本套教材由50余所开展中医药高等职业教育院校的专家及相关医院、医药企业等单位联合编写，中国中医药出版社出版，供高等职业教育院校中医学、针灸推拿、中医骨伤、中药学、康复治疗技术、护理6个专业使用。

本套教材具有以下特点：

1. 以教学指导意见为纲领，贴近新时代实际

注重体现新时代中医药高等职业教育的特点，以教育部新的教学指导意

见为纲领，注重针对性、适用性以及实用性，贴近学生、贴近岗位、贴近社会，符合中医药高等职业教育教学实际。

2. 突出质量意识、精品意识，满足中医药人才培养的需求

注重强化质量意识、精品意识，从教材内容结构设计、知识点、规范化、标准化、编写技巧、语言文字等方面加以改革，具备"精品教材"特质，满足中医药事业发展对于技术技能型、应用型中医药人才的需求。

3. 以学生为中心，以促进就业为导向

坚持以学生为中心，强调以就业为导向、以能力为本位、以岗位需求为标准的原则，按照技术技能型、应用型中医药人才的培养目标进行编写，教材内容涵盖资格考试全部内容及所有考试要求的知识点，满足学生获得"双证书"及相关工作岗位需求，有利于促进学生就业。

4. 注重数字化融合创新，力求呈现形式多样化

努力按照融合教材编写的思路和要求，创新教材呈现形式，版式设计突出结构模块化，新颖、活泼，图文并茂，并注重配套多种数字化素材，以期在全国中医药行业院校教育平台"医开讲–医教在线"数字化平台上获取多种数字化教学资源，符合职业院校学生认知规律及特点，以利于增强学生的学习兴趣。

本套教材的建设，得到国家中医药管理局领导的指导与大力支持，凝聚了全国中医药行业职业教育工作者的集体智慧，体现了全国中医药行业齐心协力、求真务实的工作作风，代表了全国中医药行业为"十三五"期间中医药事业发展和人才培养所做的共同努力，谨此向有关单位和个人致以衷心的感谢！希望本套教材的出版，能够对全国中医药行业职业教育教学的发展和中医药人才的培养产生积极的推动作用。需要说明的是，尽管所有组织者与编写者竭尽心智，精益求精，本套教材仍有一定的提升空间，敬请各教学单位、教学人员及广大学生多提宝贵意见和建议，以便今后修订和提高。

国家中医药管理局教材建设工作委员会办公室
全国中医药职业教育教学指导委员会
2018 年 1 月

《药事管理与法规》是"全国中医药行业高等职业教育'十三五'规划教材"之一。由全国中医药职业教育教学指导委员会、国家中医药管理局教材建设工作委员会统一规划、宏观指导，中国中医药出版社具体组织实施，全国中医药高等职业教育院校联合编写。是高等医药院校中药及相关专业必修课之一，也是医药行业职业技能、初级药师、执业药师资格考试必考科目。

药事管理与法规是一门阐述药事管理工作基本理论，运用现代科学管理的理论和方法研究药事工作的实践经验和活动规律，以保证患者安全、有效、经济、适时用药，提高患者生命质量的综合性、应用性学科。从2015年开始，执业药师考试中"药事管理与法规"作为一门独立的考试科目，体现了其重要性和必要性。依据2014年6月《国务院关于加快发展现代职业教育的决定》中提出的"服务需求、就业导向。服务经济社会发展和人的全面发展，推动专业设置与产业需求对接，课程内容与职业标准对接，教学过程与生产过程对接，毕业证书与职业资格证书对接，职业教育与终身学习对接"的基本原则，本教材重点阐述药事法律、法规和部门规章、规范等的立法目的、宗旨和立法原则、调整范围，淡化管理，让管理融于法规条文之中。教材的编写坚持内容的科学性、规范性、系统性和完整性，同时也兼顾教材的适用性和实用性，体现四个"贴近"原则，即贴近社会需要、贴近岗位需求、贴近职业资格考试、贴近学生现状需求。

考虑到药事管理与法规课程的综合性特点，本教材编写坚持以学生为中心、以就业为导向、以能力为本位、以岗位需求为标准的原则，以培养技能型、服务型高素质劳动者为目标，强化案例教学，由案例引出问题、开展讨论、导入教学任务，激发学生学习兴趣，"以例释理"，将基本理论融入大量的实例中。

本教材的编写具体分工如下：王克荣编写导学；王克荣、张新渐编写项目一；汤灿辉编写项目二；祁秀玲编写项目三；刘宝密编写项目四；黄娇编写项目五；丁丽娜编写项目六；贺蔷、王克荣编写项目七；陈巧芬编写项目八；查道成编写项目九、项目十；范晓东编写项目十一。本次编写中，四位副主编协助主编对本教材进行了审核和修改，各位编者对教材编写投入大量精力，在此表示感谢。感谢各位编者所在院校对本教材编写工作的大力支持。

为了编写好本教材，全体编者辛勤工作，发挥了各自的特长。但难免存在不足之处，真诚希望广大师生和读者将使用中发现的问题及时反馈给我们，以便再版时进一步修订和提高。

《药事管理与法规》编委会

2018 年 4 月

目录

扫一扫，看课件

【学习目标】

1. 掌握药事与药事管理的概念，法律效力和法律的责任、管理的概念。

2. 熟悉药事管理的目的、特点和主要内容，法学及法的基本知识。

3. 了解我国药事管理的概况，我国法律渊源及种类，全面质量管理的内容，药学教育组织、教育体系和继续教育体系的组成。

任务一　药事管理基础知识

案例

2010 年 7 月 1 日，某市药监部门接到匿名举报，举报人称在报上看到一则广告，于是按联系方式邮购了"止渴降糖胶囊"。患者服用后出现严重眩晕，甚至不能正常站立，怀疑服用的是假药。药监部门接到举报后立刻进行调查，发现犯罪嫌疑人生产销售的"止渴降糖胶囊""强力抗癫灵胶囊"非法添加了严重危害人体健康的化学成分。犯罪嫌疑人没有行医执照，用来欺骗患者宣传内容是从有关医学专业网站上查到的。追查本案案发的原因，一为职能部门监管不力，客观上为制造假药提供了机会；二为网络监管不力，为假药流通提供了机会。

问题：犯罪嫌疑人制售假冒伪劣品，并在正规媒体发布广告，在全国范围内兜售假药，该如何处罚？为什么？

一、药事与药事管理的概念

（一）药事与管理

1.药事 药事是药学事业的简称，药学事业泛指一切与药有关的各种事物。它是由药学若干个部门及其活动构成的一个完整的体系，这些部门包括药学教育、药品生产、药品经营、药品使用、药品检验及药品管理等，其活动主要有药品的研究、生产、流通、价格、广告和使用等。

药事体系中的各个部门和行业既相对独立，又密切联系，互相影响，互相促进，为药学事业服务。药事体系的基本职能是：培养药学人才；为人们防治疾病提供安全、有效、稳定、经济的药品；为消费者提供用药咨询服务，指导合理用药。

2.管理 指通过计划、组织、领导、控制及创新等手段，结合人力、物力、财力、信息等资源，以期高效的达到组织目标的过程。

管理的基本职能：计划（P），是确定组织未来发展目标，以及实现目标的方式；组织（O），是服从计划，并反映组织计划完成目标的方式；领导（L），是运用影响力激励员工，以便促进组织目标的实现，创造共同的文化和价值观念；控制（C），是对员工的活动进行监督，判定组织是否朝着既定的目标，健康地向前发展，并在必要的时候及时采取矫正措施。

（二）药事管理

药事管理是指国家对药学事业的综合管理，即国家依法对药品研究、生产、经营、使用、价格、广告及监督管理等各个环节的管理和对医疗器械、卫生材料、制药机械、药用包装材料的监督管理，以保证公民用药安全、有效、经济、合理、方便、及时。宏观上国家依照宪法通过立法，政府依法通过施行相关法律、制定并施行相关法规、规章，以及在微观上药事组织依法通过施行相关的管理措施，对药事活动实行必要的管理，其中也包括职业道德范畴的自律性管理。药事管理是社会发展的需求体现，是社会分工发展的必然，药事管理已成为20世纪一门新的学科，必将促进药学事业的健康发展。

（三）药事管理学

药事管理学是药学科学的分支学科，是运用现代管理科学的基本原理，以及社会学、经济学、法学和行为科学的理论方法，对药学事业各分系统的活动进行研究，总结药事管理活动基本规律，指导药学事业健康发展的一门学科。

药品是预防、治疗、诊断人的疾病的特殊商品，品种、数量增长迅速，怎样做到有效组织生产、保证药品质量、保障供应，防止药物滥用，并做到合理经济用药，这就需要国家建立药事管理组织、制定药品标准，使研制、生产、经营、使用、监管部门及其人员都严格遵守。同时政府部门要制定药事法律、法规，并宏观规划、依法监管，用制度和政策引导药学事业的健康发展。随着社会和药学事业的快速发展，药事管理学应运而生。

二、药事管理概述

（一）药事管理的特点及学习目的

1. 药事管理的特点 专业性、政策性、实践性和时效性。

（1）专业性 掌握药学专业的基础理论知识和技术方法，具有现代管理的专业知识和现代科技方法技能。

（2）政策性 药事管理是药学事业中各分支系统按照国家的法律、法规和行政规章，对药学事业的综合管理，必须有法可依、有据可查。

（3）实践性 药事管理的法律法规及方针政策都是在药品生产、经营和使用的实践过程中总结升华而产生的，并在实际工作中得以应用和检验，具有很强的实践性，指导医药事业健康发展。

（4）时效性 药事管理的各种法律法规来源于实践，并在实践中不断完善，因此新版法律法规颁布后，旧法即时作废，体现药事管理的时效性。

2. 学习药事管理的目的 药品管理法指出：加强药品监督管理，保证药品质量，保障人体用药安全，维护人民健康和用药的合法权益是国家药事管理的目的，这也是学习药事管理学的目的。

（二）药事管理发展概况

1. 中国古代医药管理制度 宋代的国家药物贸易机构"官药局"，后改为"太平惠民局"，这是我国历史上最早的国家药局，被纳入国家法制管理。国家控制药物贸易，实行专营，制止商人投机，对制药监管管理措施，如"太平惠民和剂局方"（最早的药物标准）、药物生产监管与卖药轮值制度、药物质量检查制度等。

2. 药事管理学科的形成 初期的药事管理学科是在药学商业经营管理长期经验积累的基础上，通过药事管理活动实践和教学科研工作的开展而形成的。

1821 年美国费城药学院建立，"药房业务管理"被列为药学学校教育课程。

1910 年美国药学教师联合会（现在称为美国药学院学会 AACP）颁布的药学教育大纲基本课程设置中，规定有 65 学时"商业及法律药学"课程。

3. 药事管理学学科地位的确立 1916 年 AACP 划分形成六个主要药学教育学科组，"商业及法律药学"为其中之一，1928 年更名为"药学经济"组，1951 年更名为"药事管理学科"，并经美国药学教育资格委员会（现称美国药学教育代表联席会 ACPE）批准在文件中使用该名称，正式确立了药事管理学科的地位。

从 1951 年确立"药事管理学科"地位后，美国药事管理学科得到很大的发展，并在高等药学教育中开展药事管理硕士教育，培养专业人才。

1924 年苏联在高等药学教育中普遍开设"药事组织学"课程。

1950 年以后欧洲、日本等国家开设"社会药学"课程。

4. 中国药事管理的发展　20 世纪 30 年代初，中国部分高等药学专业开设了"药物管理及药学伦理"和"药房管理"等课程。

新中国成立，设立了卫生部，统一领导管理药政、药检、药品生产、经营、使用，卫生部下设了相应的机构，药政处、药品检验所、生物制品检验所、中国医药公司，以后又成立了中国药材公司。药事管理工作得到了重视和不断加强和改善。药品质量监督管理工作从行政管理、药物研究、制药工业、医药商业、临床药学、药学人才培养等方面都取得很大成就。

1954 年卫生部召开全国药检工作会议，明确各药厂必须建立药品检验机构，药品必须检验合格才能出厂。此后药品质量监督管理和药检所的建设有很大发展。

1984 年 9 月 20 日第六届全国人民代表大会常委会第七次会议审议通过了《中华人民共和国药品管理法》，1985 年 7 月 1 日起施行。这是我国通过现代立法程序颁布施行的第一部药品管理的法律，是我国药事立法工作方面取得的一次突破性发展，标志着药事管理进入法制化管理的轨道。

1987 年，国家教育委员会高等教育专业目录中将"药事管理学"列为药学、制药学、中药学、医药企业管理等专业必修课程。

1996 年北京中医药大学经国家中医药管理局批准，教育部审核备案在全国中医药高等院校率先开办"中药企业管理工程专业"，药事管理学列为该专业主干专业课程。2002 年开设"工商管理专业——药事管理（方向）"本科专业。

药事管理的发展是从商业药学（药品经营管理）向对药品生产、经营企业的管理发展，继而发展到运用法律、行政手段进行药品质量的监督管理。由此向以保证药品安全有效、合理用药为目的的全面质量管理发展。从 20 世纪 90 年代起至今，向以人为核心，运用社会学、心理学知识，面向病人和用药者的社会与技术服务方面发展。

（三）药事管理的研究内容

药事管理主要包括宏观药事管理和微观药事管理两大方面。

1. 宏观药事管理　包括药品监督管理、基本药物管理、药品储备管理、药品价格管理、医疗保险用药与定点药店管理。

2. 微观药事管理　包括药品研究与开发质量管理、药品生产质量管理、药品经营质量管理、药学服务质量管理、药品储备管理、药品价格管理、医疗保险用药销售管理。

（四）学习药事管理的意义

药事管理是保障公民用药安全、有效、经济、合理、方便、及时和生命健康的必要的和有效的手段。保护公民健康是宪法规定的国家责任。宏观药事管理为药事组织的微观药事管理提供了法律依据、法定标准和程序。国家建立药事管理组织、制定药品标准，使科研、生产、供应、使用单位及其人员都能共同遵守。政府部门制定相应的法规，依法监督，宏观规划，实施监管，用政策引导药学事业的正常发展。

加强药品管理、保证药品质量直接关系人民健康与安全。市场经济发展要求必须依法管理药品，药事管理人员要增强法律意识，提高执法水平，积极开展药品管理的法制宣传教育，营造依法治药氛围。药品监督管理部门及其人员应依法办事，严格执法，要抓好队伍法律法规教育，提高执法水平，抓好业务素质教育，实现科学、规范管理，加强文明执法教育，牢固树立服务意识。

三、全面质量管理

（一）全面质量管理的概念

全面质量管理，是以质量为中心，以全员参与为基础的一种管理方式。其目的在于顾主满意和组织成员获利。为了保证和提高产品质量，应综合运用一整套质量管理体系、手段和方法，对影响质量的各种因素进行有效的控制，以经济的方式研究、生产，并向用户提供满意的产品和服务的系统管理工作。

全面质量管理的特点：全面性。①控制产品质量的各个环节，各个阶段；②全过程的质量管理；③全员参与的质量管理；④全社会参与的质量管理。

全面管理，就是进行全过程的管理、全企业的管理和全员的管理。

1. 全过程的管理　全面质量管理要求对产品生产过程进行全面控制。

2. 全企业管理　全企业管理的一个重要特点，是强调质量管理工作不局限于质量管理部门，要求企业所属各单位、各部门都要参与质量管理工作，共同对产品质量负责。

3. 全员管理　全面质量管理要求把质量控制工作落实到每一名员工，让每一名员工都关心产品质量。

（二）质量控制的四个阶段（PDCA循环）

第一个阶段，称为计划阶段，又叫P阶段（Plan）。这个阶段的主要内容是通过市场调查、用户访问、国家计划指示等，摸清用户对产品质量的要求，确定质量政策、质量目标和质量计划等。

第二个阶段，为执行阶段，又称D阶段（Do）。这个阶段是实施P阶段所规定的内容，如根据质量标准进行产品设计、试制、试验，其中包括计划执行前的人员培训。

第三个阶段，为检查阶段，又称 C 阶段（Check）。这个阶段主要是在计划执行过程中或执行之后，检查执行情况是否符合计划的预期结果。

第四个阶段，为处理阶段，又称 A 阶段（Action）。主要是根据检查结果，采取相应的措施。

（三）6S 管理

所谓的 6S 就是整理（seiri）、整顿（seiton）、清扫（seiso）、清洁（seiketsu）、素养（shitsuke）、安全（security）。6S 是 5S 的升级，多了安全一项。

1S——整理（seiri） 增加作业面积，使物流畅通，防止误用等。

2S——整顿（seiton） 工作场所整洁明了，一目了然，减少取放物品的时间，提高工作效率，保持工作秩序井井有条。

3S——清扫（seiso） 清除现场内的脏污、作业区域的物料垃圾。

4S——清洁（seikeetsu） 使整理、整顿和清扫工作成为一种惯例和制度，是标准化的基础，也是一个企业形成企业文化的开始。

5S——素养（shitsuke） 通过素养教育让员工成为一个遵守规章制度，并具有一个良好工作素养习惯的人。

6S——安全（safety） 保障员工的人身安全，保证生产的连续安全正常的进行，能同时减少因安全事故而带来的经济损失。

📝 点滴积累

1. 药事是药学事业的简称，药学事业泛指一切与药有关的各种事物。

2. 药事管理是指国家对药学事业的综合管理。

3. 全面质量管理是指以质量为中心，以全员参与为基础的一种管理方式。

4. 药事管理的特点是专业性、政策性、实践性和时效性。

任务二 法律基础知识

📖 案例

2006 年 4 月 19 日起，11 名患者在中山三院接受治疗时被注射了后来认定为假药的"齐二药"公司生产的亮菌甲素注射液，后出现肾衰竭等中毒反应，9 人相继离世。11 名患者和部分遗属 2007 年将中山三院告上广州市天河区法院，后法院又依中山三院申请追加齐二药公司、广东省医药保健品有限公司、广州金蘅源医药贸易有限公司为系列案被告。

2008 年 12 月 10 日，广州中院做出终审宣判，齐二药公司作为生产假药的责任人，承担最终赔偿责任，中山三院等其余三方被告承担连带责任，共需赔偿原告 350 余万元。

"齐二药"制假事件，并非监管机构发现的，而是在注射到患者体内，造成了严重后果之后被受害者发现。这就是说，从药厂购进假的药用辅料，到进入生产环节，再到药品出厂，最终到流入流通领域，几乎是畅通无阻的。这充分暴露出目前对药品生产、流通等环节监管工作的漏洞。

问题：

1. "齐二药"有哪些违法行为？依据是什么？

2. 针对"齐二药"的违法行为应如何处罚？依据是什么？

一、法、法律的概念

（一）法、法律

人的行为和社会关系是法的两大作用对象，而法要作用于社会关系必定要通过对人的行为的调整。

1. 法的概念　法是统治阶级意志的体现，是由国家制定或认可，并由国家强制力保证实施的行为规范的总称。

2. 法律的概念　从形式上讲，法律有广义和狭义之分。广义的法律与"法"的含义相同，泛指国家的全部规范性文件。狭义的法律仅指法的一种表现形式，在我国仅指全国人民代表大会及其常务委员会所制定的规范性文件。

3. 法律的基本特点

（1）法律是一种行为规范系统，有规范性和普遍性，具有严格的结构和层次。

（2）法律是由国家制定或认可的行为规范系统。国家认可的法律主要指判例法、习惯法和其他不成文法。不论是制定或认可的法律，都与国家权力有不可分割的联系，体现了法的国家意志的属性。

（3）法律是由国家强制力保证实施的具有普遍约束力的行为规范系统。国家强制力包括军队、警察、监狱、法庭等国家暴力机关。

（4）法律是以规定人们的权利义务作为主要调整手段的行为规范系统。法律所规定的权利与义务，不仅是指公民、社会组织、国家的权利和义务，而且包括国家机关及其公职人员的职权和职责。

4. 法律的分类   成文法和不成文法；实体法和程序法；根本法和普通法；一般法和特别法；国内法和国际法；公法和私法。

（二）法律起源的一般规律

跟随生产力发展进程渐变的规律，与国家同步产生的规律，与宗教、道德从融合到分化的规律，法律的产生经历了从习惯到习惯法再到成文法的漫长过程。法律发展受经济条件决定。

法律渊源决定于法的本质，但也受国家政体、社会发展阶段、民族和历史传统等因素的影响。因此，本质相同的法也可以有不同的创制方式和外部表现形式。在世界历史上存在过的法律渊源主要有：习惯法、宗教法、判例法、规范性文件、国际惯例、国际条约等。法律渊源不包括国家机关做出的非规范性法律文件，如判决书、逮捕证、结婚证。

（三）我国法律渊源的种类

1. 宪法   是每一个民主国家最根本的法的渊源，其法律地位和效力是最高的。中国宪法是由中国的最高权力机关——全国人民代表大会制定和修改的，一切法律、行政法规和地方性法规都不得与宪法相抵触。

2. 法律   指全国人大及其常委会制定的规范性文件，由国家主席签署主席令公布。效力高于行政法规、地方性法规和规章。

3. 行政法规   指作为国家最高行政机关的国务院根据宪法和法律所制定的规范性文件，由总理签署国务院令公布。效力高于地方性法规和规章。

4. 地方性法规   指省、自治区、直辖市及省级人民政府所在地的市和国务院批准的设区的市的人民代表大会及其常务委员会根据宪法、法律和行政法规，结合本地区的实际情况制定的、并不得与宪法、法律行政法规相抵触的规范性文件，并报全国人大常委会备案。效力高于规章。

5. 自治条例和单行条例   依法对法律、行政法规、地方性法规作变通规定的，在本地区适用自治条例、单行条例的规定。

6. 部门规章和地方政府规章   部门规章和地方政府规章之间具有同等效力，国务院各部、委员会、中国人民银行、审计署和具有行政管理职能的直属机构，可以根据法律和国务院的行政法规、决定、命令，在本部门的权限范围内，制定规章。

7. 特别行政区的法   特别行政区享有独立立法权，由特区立法会行使立法权。

8. 国际条约和国际惯例   指各国在长期交往的实践中逐步形成的具有法律拘束力的默示行为规则。国际惯例本身并不是法律，但通过政府立法和国际立法可赋予它法律效力。

二、法律效力和法律责任

法律效力是规范性文件所具有的普遍约束力和适用范围，指法律在什么地方、什么时间、对什么人有效。

（一）法律效力

1. 空间效力　法律的空间效力是指法生效的地域范围，即在什么空间范围内可以发挥其效力。一国法律适用于该国主权范围所及的全部领域，包括领土、领水和领空，根据有关国际条约的规定，一国的法律也可以适用于本国驻外使馆、在外船舶及飞机。

2. 人的效力　法律对人的效力是指法可以适用于哪些人。根据我国法律，对人的效力包括两个方面：

（1）中国公民　中国公民在我国领域内，一律适用我国法律；我国公民在境外，原则上也应该适用我国法律，法律有特别规定的按法律规定。

（2）外国人（包括无国籍人）　在我国领域内除法律有特别规定的（如享有外交特权和豁免权的人）以外，也都适用我国法律；外国人在我国领域外，如果侵害了我国国家、公民的权益或者与我国公民、法人和其他组织发生法律交往关系，也可以适用我国法律。

3. 时间效力　法律的时间效力是指法何时生效、何时终止效力，以及法律对其生效前的事件和行为有无溯及力。根据我国法律，法律的生效时间主要有三种：

（1）自法律公布之日起生效　由该法律规定具体生效时间，规定法律公布后符合一定条件时生效。

（2）法律终止生效　即旧法律被废止，指法律的效力的消灭。

（3）法律的溯及力　也称法律溯及既往的效力，是指法律对其生效以前的事件和行为是否适用。如果适用，就具有溯及力；如果不适用，就没有溯及力。

我国法律的失效时间有以下几种情况：第一，从新法律颁布实施之日起，相应的旧法律就自行废止。第二，新法律代替了内容基本相同的旧法律，在新法律当中明文规定了旧法律失效日期。第三，由于形势的发展变化，原来的某项法律因调整的社会关系不再存在或完成了历史任务而失去了存在的条件，因而自行失效。有的法律规定生效期限，期限届满终止生效。第四，有权制定法律的国家机关颁布专门决议、命令，宣布修改或废止其制定的某些法律而导致该法律失效。

（二）法律责任

1. 法律责任的定义　是指因违反了法定义务或契约义务，或不当行使法律权利、权力所产生的由行为人承担的不利后果。法律责任是由特定法律事实所引起的对损害予以补偿、强制履行或接受惩罚的特殊义务。

2. 法律责任的类型

（1）刑事责任　是依据国家刑事法律规定，对犯罪分子依照刑事法律的规定追究的法律责任。刑事责任是一种惩罚性责任，是所有法律责任中最严厉的一种。

（2）民事责任　是指民事主体在民事活动中，因实施了民事违法行为，根据民法所承担的对其不利的民事法律后果，或者基于法律特别规定而应承担的民事法律责任。民事责任主要是一种民事救济手段，旨在使受害人被侵犯的权益得以恢复。在法律允许的条件下，多数民事责任可以由当事人协商解决。根据承担民事责任的原因，民事责任分为：违约责任、一般侵权责任、特殊侵权责任。

归责原则，是指认定和归结法律责任必须依照的标准和规则。确定民事责任的原则有三种：绝对责任、过错责任、严格责任。

我国《民法通则》规定了在双方当事人对造成的损害都没有过错的情况下，由法院根据公平的原则，在考虑当事人的财产状况及其他情况的基础上，责令加害人对受害人给予适当补偿。如某些无民事行为能力人和限制民事行为能力人致人损害的责任、紧急避险致人损害的责任等。

（3）行政责任　行政责任是指因违反行政法或因行政法规定而应承担的法律责任。承担行政责任的主体是行政主体和行政相对人。行政主体是拥有行政管理职权的行政机关及其公职人员，行政相对人是负有遵守行政法义务的普通公民、法人。行政责任的承担方式多样化，包括行为责任、精神责任、财产责任和人身责任。

（4）违宪责任　指有关国家机关制定的某种法律和法规、规章，或者有关国家机关、社会组织或公民的活动与宪法规定相抵触而产生的法律责任。违宪责任的产生原因是违宪行为。在我国，监督宪法实施的权力属于全国人大及其常委会。

（三）药事法规概述

药事法规，是国家关于药政管理工作的法令、法定条例细则、规则和规定的总称。是由国家制定或认可，并由国家强制力保证实施，具有普遍效力和严格程序的行为规范体系，是调整与药事活动相关的行为和社会关系的法律规范的总和，是药品研制、生产、经营、使用、检验、进出口和监督管理单位和个人都必须严格遵守和认真执行的行为规范。

1. 药事法规的分类

（1）药事管理法律　法律系指全国人大及其常委会制定的规范性文件，由国家主席签署主席令公布。全国人大常委会制定的单独的药事管理法律有《中华人民共和国药品管理法》。与药事管理有关的法律有《刑法》《广告法》《价格法》《消费者权益保护法》《反不正当竞争法》《专利法》等。

（2）药事管理行政法规　行政法规是指作为国家最高行政机关的国务院根据宪法和法

律所制定的规范性文件，由总理签署国务院令公布。国务院制定、发布的药事管理行政法规有：《药品管理法实施条例》《麻醉药品和精神药品管理条例》《医疗用毒性药品管理办法》《放射性药品管理办法》《中药品种保护条例》等。

（3）药事管理地方性法规　省、自治区、直辖市人大及其常委会根据本行政区域的具体情况和实际需要制定的药事管理法规。效力低于宪法、法律及行政法规。例如：内蒙古自治区人大常委会审议通过的《内蒙古自治区实施〈中华人民共和国药品管理法〉管理办法》，山东省人大常委会通过的《山东省药品使用条例》。

（4）药事管理规章　国务院各部、委员会、中国人民银行、审计署和具有行政管理职能的直属机构，可以根据法律和国务院的行政法规、决定、命令，在本部门的权限范围内制定规章。现行的规章有《药品注册管理办法》《药品生产质量管理规范》《药品经营质量管理规范》《药品流通监督管理办法》《处方管理办法》等。

（5）中国政府承认或加入的国际条约　国际条约一般属于国际法范畴，但经中国政府缔结的双边、多边协议、条约和公约等，在我国也具有约束力，也构成当代中国法源之一。例如：1985年我国加入《1961年麻醉药品单一公约》和《1971年精神药物公约》，该公约对我国也具有约束力。

2.药事管理基本特征

（1）维护人民健康　药品质量直接影响用药人的健康和生命，药事管理的目的是加强药品监督管理，保证药品质量，维护人民的健康，保障用药人的合法权益，保障人的健康权。

（2）行为规范　药事管理立法是规范人们研究、制造、经营、使用药品的行为，这些行为必须确保药品的安全性、有效性。制定、颁布法律、法规，颁布药品标准和保证药品质量的工作标准以规范人们的行为。

（3）系统性　现代社会药品管理立法包括药品质量、过程质量、工作质量、药品质量控制和质量保证的管理质量、国内药品质量、进出口药品质量等。药品和药事工作受到系统的法律约束。

（4）国际化的倾向　由于药事管理法的客体主要是药品和控制药品（指麻醉药品、精神药品），随着药品的国际贸易和技术交流日益频繁，客观环境要求国际社会统一标准。因此，各国药事管理法的内容，越来越相似，国际性药品管理、控制药品管理的公约、协议、规范、制度和参加缔约的国家也不断增加。

✏️ **点滴积累**

1.药事管理与法规课程以国家对药品研制、生产、经营、使用等环节为主要研究对象。

2. 我国药事管理与法规课程的主要内容有：药事管理体制（组织）、药品监督管理、药品法制管理、药品注册管理、药品生产和经营管理、药品使用管理、药品信息管理、药品知识产权保护和药学技术人员管理。

任务三　药事组织

案例

1998 年初，全国人民代表大会第九届一次会议通过了国务院机构改革方案：组建国家药品监督管理局，赋予其药品监督管理的行政执法职能。这是新中国成立以来的第一次，也是"九五"期间，对我国医药产业影响最大的改革。

2003 年 3 月，为保障人民群众身体健康和生命安全，加强对食品安全的监管，国务院在国家药品监督管理局的基础上组建国家食品药品监督管理局。其仍作为国务院直属机构，继续行使国家药品监督管理局职能，负责对食品、保健品、化妆品安全管理的综合监督和组织协调，依法组织开展对重大事故的查处。新成立的 SFDA 类似于美国的 FDA。

2013 年 3 月 10 日披露的国务院机构改革和职能转变方案，组建国家食品药品监督管理总局。保留国务院食品安全委员会，具体工作由国家食品药品监督管理总局承担。

2018 年 3 月 13 日的十三届全国人大一次会议，新组建国家卫生健康委员会，组建国家市场监督管理总局，作为国务院直属机构。考虑到药品监管的特殊性，单独组建国家药品监督管理局，由国家市场监督管理总局管理。

问题：试阐述一下成立国家市场监督管理总局的意义及产生的深远影响。

一、药事组织的概念

药事组织，一般来说，药事组织有狭义和广义之分。狭义的药事组织，指为了实现药学社会任务所提出的目标，经人为分工形成的各种形式的组织机构的总称。广义的药事组织，指以实现药学社会任务为共同目标的人们的集合体，是药学社会人员相互影响的社会心理系统，是运用药学知识和技术的技术系统，是人们以特定形式的结构关系而共同工作的系统。

二、药事组织的类型

药事组织在我国药学事业发展的各个方面均起到不可替代的作用，药事组织类型包括药学教育、科研组织，药品生产、经营组织，医疗机构药组织，药品管理行政组织。

（一）药学教育、科研组织

药学教育组织的主要功能是教育，是为维持和发展药学事业，培养药师、药学家、药学工程师、药学企业家和药事管理干部的组织。其教育内容包括高等药学教育、中等药学教育和药学继续教育。

我国现代药学教育经历了百年发展，已形成由高等药学教育、中等药学教育、药学继续教育组成的多层次、多类型、多种办学形式的教育体系。另外，附属于专科或高职院校的药学中等职业学校也是一支不可小视的力量，为我国药学事业发展起到很大的促进作用。

药学科研组织的主要功能是研究开发新药、改进现有药品，以及围绕药品和药学的发展进行基础研究，注重创新能力，以推动药学事业的发展。

我国的药学科研组织有独立的药物研究院所，以及附设在高等药学院校、大型制药企业、大型医院中的药物研究所（室）两种类型。独立的药物研究院所其行政管理隶属关系为中国科学院、中国医学科学院、中医研究院、军事医学科学院等国家和地方科学院系统，以及中央和地方政府卫生行政主管部门、医药生产经营主管部门。

我国的药学社会团体主要包括中国药学会和与药学有关的各种协会，如：中国执业药师协会、中国医药教育协会等。

中国药学会（简称 CPA）成立于 1907 年，是我国最早成立的学术团体之一，是由全国药学科学技术工作者自愿组成、依法登记成立的学术性、公益性、非营利性的法人社会团体，是党和政府联系我国药学科学技术工作者的桥梁和纽带，是国家推动药学科学技术和民族医药事业健康发展，为公共健康服务的重要力量。中国药学会是国际药学联合会和亚洲药物化学联合会成员。学会下设 7 个工作委员会，20 个专业委员会，主办 20 种学术期刊。

中国执业药师协会（简称 CLPA）成立于 2003 年 3 月。中国执业药师协会是全国执业药师，以及药品生产、经营、使用单位、医药教育机构、地方执业药师协会等相关单位自愿结成的专业性、全国性、非营利性的社会团体，致力于加强执业药师队伍建设与管理，维护执业药师的合法权益，增强执业药师的法律、道德和专业素质，提高执业药师的执业能力，保证药品质量和药学服务质量，保证公众合理用药，为我国人民的健康服务。

中国医药教育协会是经中华人民共和国民政部批准的国家一级协会，成立于1992年7月。是全国唯一的一个医药教育学术性社团组织，其主管部门是国务院国有资产监督管理委员会。协会涉及的主要工作领域是：高等药学教育、医药职业技术教育、药监系统和医药行业的岗位培训、医药行业继续教育、国际合作等。协会建立了全国医药教育网站，与中国药科大学、广东药学院共同主办了"药学教育杂志"，并创办了"医药教育通讯"。

知 识 拓 展

国内外药品监督管理部门英文全称及简称：①国家药品监督管理局；②美国食品药品管理局的英文全称为：Food and Drug Administration，简称FDA；③世界卫生组织的英文全称为：World Health Organization，简称WHO。

（二）药品生产、经营组织

药品生产企业是指生产药品的专营企业或者兼营企业。药品生产企业是依法成立的、从事药品生产活动、给社会提供药品、具有法人资格的经济组织，俗称药厂。药品生产企业根据其投资主体的不同可分为：国有企业、民营企业、股份制企业、外资企业、中外合作企业等。根据所生产药品的种类不同可分为：以生产化学原料药及制剂为主的化学药品生产企业、以中成药为主的中药生产企业、中药饮片生产企业，以及近些年发展起来的以基因工程产品为主的生物制品生产企业。根据药品生产企业规模的不同分为大型和小型药品生产企业，在我国大型药品生产企业较少，小型药品生产企业较多。根据药品分类管理办法来划分，可分为处方药生产企业、非处方药生产企业和综合性药品生产企业。

药品经营企业是指经营药品的专营企业或者兼营企业。根据药品销售对象不同药品经营企业分为药品批发企业和药品零售企业（包括药品零售连锁企业）。根据药品经营规模不同分为大型企业、中型企业和小型企业。另外，有些药品经营企业同时还是基本医疗保险定点药店。

（三）医疗机构药事组织

医疗机构药事组织的主要功能是通过采购药品、调配处方、配制制剂、提供用药咨询等活动，以保证患者安全、有效、合理用药。这类组织的基本特征是直接给患者供应药品和提供药学服务，其侧重于用药的质量和合理性而不是为盈利进行自主经营。因此医疗机构药事组织是以患者为中心，以管理学和行为科学为基础，研究医疗机构药事管理因素、环境因素和患者安全、有效、合理地使用药品之间的关系。

（四）药品管理行政组织

药品管理行政组织是指政府机构中管理药品和药学企事业组织的国家行政机构。它代表国家对药品和药学事业组织进行监督管理，制定宏观政策，对药事组织发挥引导作用，以保证国家意志的执行。

点滴积累

1. 药学教育组织由高等药学教育体系、中等药学教育体系和药学继续教育体系组成。

2. 我国的药学科研组织包括独立的药物研究院所和附属于高等院校、大型制药企业的科研机构。

3. 我国的药事组织有药学教育与科研组织、药品生产与经营组织、医疗机构药事组织、药品管理行政组织和药学社团组织。

复习思考

1. 药品、药事和药事管理的概念是什么？

2. 简述药品管理的特点、药品管理的意义。

3. 简述法和法律的定义。

4. 法律的效力有哪几种？

5. 简述法律分类。

6. 我国药学教育与科研组织包括哪些主要部门？

扫一扫，知答案

15

扫一扫，看课件

药学职业认知

【学习目标】

1. 掌握医药特有工种、药学职称、执业药师资格与职业发展的关系及考试要求。

2. 熟悉执业药师注册制度、继续教育制度。

3. 了解执业药师管理的相关规定。

任务一　药事管理体制及相关知识

📚 案例

2002 年 2 月 21 日，某生产企业的销售员钟某租用货车，以流动的形式销售药品。在 A 县将药品销售给某药品经营公司时，被 B 县药监局查获。经调查，该药品经营公司与某生产企业未建立药品购销合同，钟某现场仅提供某生产企业出具的在 B 县销售的授权委托书。药品经营公司购进药品时也未查验该生产企业销售人员钟某的委托授权书等证件。

该案件涉及生产企业异地经营、经营企业违规购进。

问题：生活中药品只能在哪些地方购买？说明什么问题？

一、我国现有药事管理体制

药事管理体制是指一定社会制度下药事系统的组织方式、管理制度和管理方法，是关于药事工作的国家行政机关、企事业单位机构设置、隶属关系和管理权限划分的制度，是药事组织运行机制的体系和工作制度。它属于宏观范畴的药事组织工作，对发挥药事单位微观管理的作用具有很大的影响。包括：药品质量监督管理体制、药品生产和经营管理体制、药品使用管理体制、药学教育及科研管理体制。

二、我国药事管理体制发展及现状

1949 年 10 月，新中国成立后，卫生行政部门主管药品监督管理工作，县级以上地方各级卫生行政部门的药政机构主管所辖行政区域的药品监督管理工作。1998 年 3 月 10 日，第九届全国人民代表大会第一次会议审议通过了国务院将国家医药管理局行使的药品生产流通监管职能、卫生部行使的药政管理和药检职能、国家中医药管理局行使的中药流通监督管理职能集于一体，组建了国家药品监督管理局（SDA），1998 年 4 月 16 日正式挂牌工作。

2000 年 6 月 7 日，国务院批准同意国家药品监督管理局《药品监督管理体制改革方案》，实行省级以下药品监督管理系统垂直管理，方案规定：省、自治区、直辖市药品监督管理局为同级人民政府的工作部门。地（州、盟）、地级市根据工作需要，设置药品监督管理局，为省级药品监督管理局的直属机构。直辖市及较大城市所设的区，根据工作需要，可设药品监督管理分局。药品监督管理任务重的县（市），根据工作需要设置药品监督管理分局，并加挂药品检验机构牌子。

2003 年 3 月 10 日，第十届全国人民代表大会第一次会议审议通过了关于国务院机构改革方案的决定，国家药品监督管理局合并了卫生部的食品监管职能，成立了国家食品药品监督管理局（SDA）。该局为国务院直属机构，行使国家药品监督管理的职能，负责食品、保健品、化妆品安全管理的综合监督和组织协调，依法组织开展对重大事故的查处。

2008 年 3 月 15 日，第十一届全国人民代表大会第一次会议审议通过的《国务院机构改革方案》，将国家食品药品监督管理局改由卫生部管理，将卫生部餐饮业、食堂等消费环节食品卫生许可、食品安全监管和保健食品、化妆品监督管理的职责，划入国家食品药品监督管理局，并要求相应对食品安全监管队伍进行整合。将现行食品药品监督管理机构省级以下垂直管理改为由地方政府分级管理，业务接受上级主管部门和同级卫生部门的组织指导和监督。省级食品药品监督管理机构作为省级政府的工作机构，由同级卫生部门管理。市、县食品药品监督管理机构作为同级政府的工作机构，行使对消费环节食品安全和药品研究、生产、流通、使用全过程的有效监管。

2013 年 3 月 17 日，在十二届全国人大第一次会议审议通过根据国务院机构改革和职能转变方案，将国务院食品安全办的职责、食品药品监管局的职责、质检总局生产环节的食品安全监督管理职责、工商总局流通环节的食品安全监督管理职责整合，组建国家食品药品监督管理总局（China Food and Drug Administration, CFDA）。同时，不再保留食品药品监管局和国务院食品安全办。

2018年3月13日第十三届全国人民代表大会第一次会议，新组建国家卫生健康委员会，取消了国家卫生计划生育委员会和国务院深化医药卫生体制改革领导小组办公室。此次国务院拟组建国家卫生健康委员会，则是继2013年卫生和人口计生职能整合后，主管卫生和人口计生工作的国务院组成部门迎来的又一次重大改革。国家食品药品监督管理总局的职责将与国家工商管理局行政局管理总局的职责、国家质量监督检验检疫总局的职责、国家发展和改革委员会的价格监督检查与反垄断执法职责、商务部的经营者集中反垄断执法，以及国家市场监督管理总局等职责整合，组建国家市场监督管理总局，作为国务院直属机构。考虑到药品监管的特殊性，单独组建国家药品监督管理局，由国家市场监督管理总局管理。市场监管实行分级管理，药品监管只设到省一级，药品经营销售等行为的监管，由市、县市场监管部门统一承担。

《药品管理法》第五条规定，国务院药品监督管理部门主管全国药品监督管理工作，国务院有关部门在各自的职责范围内负责与药品有关的监督管理工作。各部门在国务院规定职责范围内分别行使与药品有关事项的监督管理工作，从而形成协同配合，加强对药品监督管理的有效机制。

点滴积累

1. 我国药品监督管理行政机构，分为国家药品监督管理局、省、直辖市药品监督管理局。

2. 我国食品药品监督管理技术机构，分为中国食品药品检定研究院、省级食品药品检验所。

任务二 医药特有工种

一、医药特有工种概述

《中华人民共和国职业分类大典》中规定，医药类工种包括中药调剂员、中药购销员和医药商品购销员。国家中医药管理局制定的《中医药行业特有工种职业技能鉴定实施办法（试行）》和《中医药行业特有职业目录》明确指出，中医药行业特有职业包括中药购销员、中药调剂员、中药材种植员、中药材养殖员、中药材生产管理员、中药炮制与配制工、中药液体制剂工、中药固体制剂工、中药检验工等。

医药职业分类：医药类的工种分医药工业和医药商业两大类别。医药工业类主要有化学合成制药、药物制剂、生物技术制药、中药制剂、药物检验五个职业。医药商业类主要有医药购销、中药购销、中药调剂三个职业。

二、职业技能鉴定与国家职业资格制度

（一）执业准入控制制度

1993 年 11 月 14 日中国共产党第十四届中央委员第三次会议《中共中央关于建立社会主义市场经济体制若干问题的决定》指出："要制定各种职业的资格标准和录用标准，实行学历文凭和职业资格两种证书制度。"

1994 年 2 月 22 日劳动部、人事部联合发布的《职业资格证书规定》中提出："专业技术人员职业资格是对从事某一职业所必备的学识、技术和能力的基本要求。职业资格包括从业资格和执业资格。从业资格是指从事某一特定专业（工种）学识、技术和能力的起点标准。执业资格是指政府对某些责任较大，社会通用性强，关系公共利益的专业（工种）实行准入控制，是依法独立开业或从事某一特定专业（工种）学识、技术和能力的必备标准。"

国家明确要求对医药行业专业技术工作实行准入控制，如执业医师、执业护士等。中药学领域有些岗位明确要求执业药师才能担任。药品购销、中药调剂等技术岗位工作人员要求取得相应职业资格证书，如中药购销员、医药商品购销员和中药调剂员等。

（二）职业技能鉴定

《中华人民共和国劳动法》（1994 年 7 月 5 日）第六十九条规定，国家确定职业分类，对规定的职业制定职业技能标准，实行职业资格证书制度，由经过政府批准的考核鉴定机构负责对劳动者实施职业技能考核鉴定。

1. 规定职业技能鉴定实行政府指导下的社会化管理体制。国家劳动人事部门综合管理全国职业技能鉴定工作，制定规划、政策和标准；审查批准有关行业的职业技能鉴定机构。

2. 各省、自治区、直辖市劳动人事部门综合管理本地区职业技能鉴定工作，审查批准各类职业技能鉴定指导中心和站（所），制定以下有关规定和办法：参加技能鉴定人员的申报条件和鉴定程序；专业技术知识、操作技能考核办法；考务、考评人员工作守则和考评小组成员组成原则及其管理办法；职业技能鉴定站（所）考场规划；《技术等级证书》的印鉴和核发办法。

3. 职业技能鉴定指导中心负责组织、协调、指导职业技能鉴定工作。

4. 职业技能鉴定站（所）具体实施对劳动者职业技能的鉴定。

（三）国家职业资格等级及考试

《中华人民共和国职业教育法》（1996 年）第八条规定，实施职业教育应当根据实际

需要，同国家制定的职业分类和职业等级标准相适应，实行学历证书、培训证书和职业资格证书制度。

1.国家职业资格的分级 国家职业资格共分五级，从低到高分别是国家职业资格五级（初级）、国家职业资格四级（中级）、国家职业资格三级（高级）、国家职业资格二级（技师）和国家职业资格一级（高级技师）。

2.考核内容 目前职业技能的考核等级以职业资格五级（初级）、四级（中级）、三级（高级）为主。所要报考的工种应具备的理论知识和技能要求可进入国家职业资格工作网（http://www.osta.org.cn/）查询。申报职业技能鉴定的个人，可向当地职业技能鉴定站（所）提出申请，由职业技能鉴定站（所）签发准考证，按规定的时间、方式进行考核或考评。

3.国家职业资格证书的发放 对技术等级考核合格的劳动者，人力资源和社会保障部鉴定中心发给相应的《国家职业资格证书》。该证书由人社部统一印制，证书信息可登录国家职业资格工作网（http://www.osta.org.cn/）查询。

三、医药行业从业的资质要求

药品生产、经营、使用单位关键人员资质要求及法律法规依据。

1.《药品生产质量管理规范》（2010年修订）

第二十条 关键人员应当为企业的全职人员，至少应当包括企业负责人、生产管理负责人、质量管理负责人和质量受权人。

第二十二条 生产管理负责人应当至少具有药学或相关专业本科学历（或中级专业技术职称或执业药师资格）。

第二十三条 质量管理负责人应当至少具有药学或相关专业本科学历（或中级专业技术职称或执业药师资格）。

第二十五条 质量受权人应当至少具有药学或相关专业本科学历（或中级专业技术职称或执业药师资格）。

2.《药品经营质量管理规范》（2016年修订）

第二十条 （批发）企业质量负责人应当具有大学本科以上学历、执业药师资格和三年以上药品经营质量管理工作经历，在质量管理工作中具备正确判断和保障实施的能力。

第二十一条 （批发）企业质量管理部门负责人应当具有执业药师资格和三年以上药品经营质量管理工作经历，能独立解决经营过程中的质量问题。

药品批发企业、零售企业各岗位人员资质条件见表1-2、表1-3。

表1-2 药品批发企业各岗位人员资质条件

岗位	资质条件		
	专业、学历要求	职称／执业资格要求	实践经验要求
企业负责人	具有大学专科以上学历	中级以上专业技术	具有三年以上药品经营质量管理工作经历
质量负责人	具有大学专科以上学历	具有执业药师资格	具有三年以上药品经营质量管理工作经历
质量管理负责人	具有大学专科以上学历	具有执业药师资格	具有三年以上药品经营质量管理工作经历
质量管理人员	药学中专以上学历或相关专业大专以上学历	或药学初级以上职称	
验收、养护人员	药学中专以上学历或相关专业中专以上学历	或药学初级以上职称	
中药材、中药饮片的验收养护人员	中药专业中专以上学历	或中药学中级以上职称	
疫苗质量管理和验收人员	具有预防医学、药学、药学或相关专业中专以上学历	具有中级以上专业	具有三年以上从事疫苗管理或者技术工作经历
采购人员、销售、储存人员等	高中以上文化程度		

表1-3 药品零售企业各岗位人员的资质条件

岗位	资质条件	
	专业、学历要求	职称要求
企业法人或企业负责人	具有中药学专业专科以上学历	具有执业药师资格学历质量
管理、验收、采购人员	具有药学或者相关专业学历	或具有药学专业技术职称
中药饮片质量管理、验收、采购人员	具有中药学专业中专以上学历	或具有中药学初级以上专业技术职称
营业员	具有高中以上文化程度	或符合省级药品监督管理部门规定
中药饮片调剂人员	具有中药学专业中专以上学历	或符合省级药品监督管理部门规定或具备中药调剂员资格

3.《处方管理办法》

第二十九条　取得药学专业技术职务任职资格的人员方可从事处方调剂工作。

第三十一条　具有药师以上专业技术职务任职资格的人员负责处方审核、评估、核对、发药，以及安全用药指导；药士从事处方调配工作。

📖 课堂活动

关于医药行业的特用工种，请谈谈你认识哪些工种。

✎ **点滴积累**

专业技术人员职业资格包括从业资格和执业资格。

从业资格是政府规定专业技术人员从事某种专业技术性工作的学识、技术和能力的起点标准。

执业资格是政府对某些责任较大，社会通用性强，关系公共利益的专业技术工作实行的准入控制，是专业技术人员依法独立开业或独立从事某种专业技术工作所需学识、技术和能力的必备标准。

任务三　药学职称

📖 案例

四川省某市人事局、食品药品监督管理局举办药师培训班，一个班七八百人，参加培训的人员没有上过什么专门的学校，有的人竟然是学农机的。每人缴纳的培训费 1000 元，培训教材只有《药理学基础》和《药品经营与管理》。培训时间长则 1 周，短则 3 天，有的甚至连课都没上过也照样通过了考试，拿到了药师资格证书。

问题：

1. 本案例主要问题是什么？

2. 我国对药师资格条件是如何规定的？

一、专业技术资格及相关内容

（一）法律法规依据

1.《关于深化卫生事业单位人事制度改革的实施意见》（2000 年 3 月 30 日）第十二条规定，卫生专业技术人员实行专业技术职务聘任制。要以深化职称改革、推行执业资格制度为切入点，实行从业准入制，逐步建立和完善与社会主义市场经济体制相适应的科学的卫生专业技术人才管理机制。要按照评聘分开、强化聘任的原则，实行专业技术职务聘任制。在政府人事部门的政策指导下，由卫生行政部门根据专业技术职务聘任工作的需要，负责组织实施卫生行业专业技术资格的评价和认证工作，逐步建立符合卫生行业特点的社会化卫生人才评价体系。

2.《关于加强卫生专业技术职务评聘工作的通知》（2000年12月3日）第七条规定，逐步推行卫生专业技术资格考试制度。卫生系列医、药、护、技各专业的中、初级专业技术资格逐步实行以考代评和与执业准入制度并轨的考试制度；高级专业技术资格采取考试和评审结合的办法取得。

3.《预防医学、全科医学、药学、护理、其他卫生技术等专业技术资格考试暂行规定》（2001年6月11日）第三条规定，预防医学、全科医学、药学、护理、技术专业实行全国统一组织、统一考试时间、统一考试大纲、统一考试命题、统一合格标准的考试制度，原则上每年进行一次。第五条规定，预防医学、药学、护理、技术专业分为初级资格、中级资格、高级资格。

二、药学专业技术资格

1.专业技术资格、职务　专业技术资格是指专业技术人员所具备的担任某专业技术职务的专业技术水平和能力，反映一个专业技术人员的学术水平。取得专业技术资格有三种途径：

（1）通过专业技术资格的评审。

（2）通过专业技术考试。

（3）通过专业技术考核认定。

专业技术职务是根据实际工作需要设置的有明确职责、任职条件和任期，需要具备专门业务知识和技术水平才能担任的工作岗位。即必须先取得专业技术资格，才能聘任相应的专业技术职务。专业技术职务实行聘任制，一个聘任周期一般为1～3年。

2.药学技术人员的定义、分类　药学技术人员是指取得药学类专业学历，依法经过国家有关部门考试合格，取得专业技术职务证书或执业药师资格，遵循药事法规和职业道德规范，从事与药品的生产、经营、使用、科研、检验和管理有关实践活动的技术人员。包括药师、执业药师、临床药师等。药学专业技术资格的分类，见表1-4。

表1-4　中药学专业技术资格（职务）等级之间的对应关系

等级	药学专业技术资格（职务）
高级	主任药（中药）师，副主任药（中药）师
中级	主管药（中药）师，药（中药）师
初级	药（中药）士

3.药学专业技术资格考试　药学专业技术资格考试实行全国统一组织、统一考试时

间、统一考试大纲、统一考试命题、统一合格标准的考试制度，原则上每年进行1次。报名时间为每年的12月至次年的1月份，考试时间一般定在次年的5～6月。

课堂活动

请谈谈药师在不同药事领域的职责。

点滴积累

药学专业技术资格考试实行全国统一组织、统一考试时间、统一考试大纲、统一考试命题、统一合格标准的考试制度，原则上每年进行一次。

任务四　执业药师

案例

丁某因痛风服用"别嘌醇片"，2个月后因肾功能不全经江苏省中医院治疗后死亡。江苏省中医院一次性补偿死者家属80000元。8个月后，某市食品药品监督管理局对某连锁药店的吴某甲无处方销售"别嘌醇片"的违法行为做出了处罚，根据中国药典记载，"别嘌醇片"属于严格的处方用药。吴某甲作为执业助理医师，应清楚这一规定。《药品流通监督管理办法》第十八条规定，药品零售企业应当按照国家食品药品监督管理局药品分类管理规定的要求，凭处方销售处方药。经营处方药和甲类非处方药的药品零售企业，执业药师或者其他依法经资格认定的药学技术人员不在岗时，应当挂牌告知，并停止销售处方药和甲类非处方药。本案例中，吴某甲未取得执业药师资格，且在丁某家属未能提供处方之情况下，仍将处方药"别嘌醇片"销售给丁某家属，存在明显过错，属于重大过失，应承担相应的侵权责任。

1. 本案例的主要问题是什么？
2. 吴某甲违反了哪些法律法规的规定？

一、执业资格

执业资格通过考试方能取得。考试由国家定期举行，实行全国统一大纲、统一命题、统一组织、统一时间。经执业资格考试合格的人员，由国家授予相应的执业资格证书。取得执业资格证书后，需在注册管理机构办理注册登记手续。经注册后，执业资格方能在全国范围内有效。如：执业医师、执业药师、注册会计师、一级注册建造师等均属于国家执业资格。

二、执业药师资格制度

（一）我国执业药师资格制度实施概况

1994 年 3 月 15 日，人事部分别与国家医药管理局、国家中医药管理局颁布了《执业药师资格制度暂行规定》（人职发〔1994〕3 号），开始在我国化学药品的生产和流通领域实施执业药师资格制度，同年认定了两批共 1385 名执业药师。1999 年 4 月 1 日，人事部与国家食品药品监督管理局修订了《执业药师资格制度暂行规定》和《执业药师资格考试实施办法》（人职发〔1994〕34 号），执业药师实行全国统一大纲、统一命题、统一组织的考试制度，统一了执业药师和执业中药师的管理，明确了执业药师分药学与中药学两个类别，执业领域包括药品的生产、经营和使用单位。经过 20 年的努力，在我国已经基本形成了执业药师资格制度考试、注册和继续教育的工作管理体系，执业药师在数量上也有了显著的增长，为保证药品的安全生产、经营和使用发挥了重要作用。截至 2014 年 6 月，我国执业药师总数已经达到 281797 人。截至 2015 年 4 月，全国注册执业药师 176582 人。

（二）执业药师

1. 执业药师 执业药师是指经全国统一考试合格，取得《执业药师资格证书》并经注册登记，在药品生产、经营、使用单位中执业的药学技术人员。执业药师英文译为 Licensed Pharmacist。国家执业药师是一种执业资格，必须经过全国统一考试获得。执业药师资格相当于药学专业中级技术职称。

2. 执业药师的职责

（1）执业药师必须遵守职业道德，忠于职守，以对药品质量负责、保证人民用药安全有效为基本准则。

（2）执业药师必须严格执行《药品管理法》及国家有关药品研究、生产、经营、使用的各项法规及政策。执业药师对违反《药品管理法》及有关法规的行为或决定，有责任提出劝告、制止、拒绝执行并向上级报告。

（3）执业药师在执业范围内负责对药品质量的监督和管理，参与制定、实施药品全面质量管理及对本单位违反规定的处理。

（4）执业药师负责处方的审核及监督调配，提供用药咨询与信息，指导合理用药，开展治疗药物的监测及药品疗效的评价等临床药学工作。

3. 执业药师资格考试 考生登录当地人事考试网，实行网上报名。

4. 考试科目 （中）药学专业知识（一）、（中）药学专业知识（二）、药事管理与法规、（中）药学综合知识与技能

知 识 链 接

自 2015 年以来，执业药师考试大纲、教材发生了变革，同时考试新增加了 C 型题（综合分析选择题），考试分数也从以前的 140 题 100 分变为 120 题 120 分。以前考试成绩 60 分为合格，现在 72 分为合格。

（三）执业药师注册

药品生产、经营、使用单位的人员取得《执业药师资格证书》后即可向执业单位所在地区的执业药师注册机构申请办理注册手续。

1. 注册条件 取得《执业药师资格证书》；遵纪守法，遵守职业道德；身体健康，能坚持在执业药师岗位工作；经执业单位同意。

2. 有下列情况之一者不予注册 不具有完全民事行为能力的；因受刑事处罚，自刑罚执行完毕之日到申请注册之日不满二年的；受过取消执业药师执业资格处分不满两年的；国家规定不宜从事执业药师业务的其他情形的。

3. 注册类别及条件

（1）首次注册的条件 取得《执业药师资格证书》；遵纪守法，遵守职业道德；身体健康，能坚持在执业药师岗位工作；经执业单位同意。

（2）再次注册 执业药师注册证有效期为三年。有效期满前三个月，持证者到原执业药师注册机构申请办理再次注册手续。

（3）变更注册 执业药师只能在一个省、自治区、直辖市注册。若变更执业地区、执业范围、执业单位应及时办理变更注册手续。

（4）注册后如有下列情况之一的，予以注销注册：死亡或被宣告失踪；受刑事处罚被吊销《执业药师资格证书》；受开除行政处分；因健康或其他原因不能从事执业药师业务。

课堂活动

请谈谈你对执业药师的认识。

（四）执业药师继续教育

执业药师继续教育的目的是使执业药师保持良好的职业道德，以患者和消费者为中心，开展药学服务；不断提高依法执业能力和业务水平，认真履行职责，维护广大人民群众身体健康，保障公众用药安全、有效、经济、合理。执业药师继续教育对象是已取得《执业药师资格证书》的人员。取得《执业药师资格证书》的人员每年须自觉参加继续教育，并完成规定的学分。执业药师继续教育的内容要适应执业药师工作岗位的实际需要，注重科学性、先进性、实用性和针对性，适应执业药师提供高质量药学服务的基本要求。主要包括有关法律法规、职业道德和药学、中药学及相关专业知识与技能，并分为必修、选修和自修 3 类。执业药师通过继续教育取得相应学分。执业药师每年参加执业药师继续教育获取的学分不得少于 15 学分，注册期 3 年内累计不得少于 45 学分。其中必修和选修内容每年不得少于 10 学分，自修内容学习可累计获取学分。执业药师继续教育登记内容包括继续教育内容、分类、形式、学分、考核结果、日期、施教机构等。《执业药师继续教育登记证书》由国家食品药品监督管理总局统一印制，由执业药师本人保存。现在很多省份可以在网络上打印《执业药师继续教育学分证明》。《执业药师继续教育登记证书》是执业药师再次注册的必备条件。

点滴积累

执业药师是指经全国统一考试合格，取得《执业药师资格证书》并经注册登记，在药品生产、经营、使用单位中执业的药学技术人员。执业药师英文译为 Licensed Pharmacist。国家执业药师是一种执业资格，必须经过全国统一考试的方法获得。执业药师资格相当于药学专业中级技术职称。

复习思考

1. 简述执业药师的概念及执业药师首次注册的条件。
2. 简述医药职业的分类情况。

扫一扫，知答案

扫一扫，看课件

项 目 二

药品质量监督管理

【学习目标】

1. 掌握药品、假药、劣药、药品不良反应的概念，药品监督检验类型。
2. 熟悉处方药与非处方药分类管理，我国基本药物制度，基本药物遴选原则。
3. 了解不良反应报告程序及评价。

任务一 药 品

📚 案例

某患者在某医院用药时发现使用的甘草酸二铵注射液瓶中有小黑点，认为该医院购买假药用于病人。经举报调查，该市食品药品监督管理局抽检发现该批次药品"可见异物"项不符合药品标准规定，依据《药品管理法》第四十九条，该批次药品按劣药处理，并依据《药品管理法》第七十四条和第七十五条对该医院进行相应的处罚。

问题：通过本案例，你对药品有怎样的认识？假药、劣药是如何界定的？

一、药品的概念及分类

（一）药品的概念

药品是指用于预防、治疗、诊断人的疾病，有目的地调节人的生理机能并规定有适应证或者功能主治、用法和用量的物质，包括中药材、中药饮片、中成药、化学原料药及其制剂、抗生素、生化药品、放射性药品、血清、疫苗、血液制品和诊断药品等。此定义包含了以下主要含义：

1. 药品特指人用药品，不包括兽用药和农药。

2. 药品的使用目的和使用方法有严格规定。这是区别药品与食品、毒品、保健品、化妆品、医疗器械等其他物质的基本点。

3. 药品的范围包括传统药物和现代药。《药品管理法》将药品的概念外延至包括化学原料药、中药材，虽然没有规定用于治疗疾病的用法、用量，但也作为药品管理。

（二）药品的分类

药品及其制剂的种类繁多，分类方式也各不相同，从药品管理的角度有如下分类：

1. 从药学的历史发展角度可分为现代药与传统药。现代药包括化学药品、抗生素、生化药品、放射性药品、血清、疫苗、血液制品等；传统药包括有中药、中药饮片和中成药等。

2. 从药品使用途径与安全管理角度分为处方药和非处方药。

3. 从药品注册管理的角度分为新药、仿制药、医疗机构制剂、进口药。新药指未曾在中国境内外上市销售的药品。

4. 从药品的社会价值和社会功能角度分为国家基本药物、基本医疗保险药品和国家储备药品。

5. 从药品的安全性及其易引起滥用而造成危害的角度，可分为麻醉药品、精神药品、医疗用毒性药品和放射性药品等特殊管理的药品。

二、药品的特殊性

药品作为商品，具有商品的一般特征，药品是以治病救人为目的，是特殊的商品，其特殊性主要表现在以下几个方面：

1. **专属性**　药品的专属性表现为对症治疗，合理用药。处方药必须在医师的检查诊断和指导下合理使用；非处方药可根据病情，由患者自我诊断后，合理选择用药，但必须按照药品说明书使用。不同品种的药品其适应证或者功能主治、用法和用量不相同，药品不像一般商品那样彼此之间可以互相替代。

2. **两重性**　药品在防病治病的同时，也会发生不良反应，会给人体带来某些伤害，如副反应、毒性反应、继发性反应、致畸、致癌、致突变作用等。药品管理有方，使用得当，能发挥治病救人的积极作用，造福人类；若失之管理，使用不当，则可致病，甚至危及生命。

3. **质量的重要性**　药品是直接关系到人们的身体健康甚至生死存亡，是治病救人的特殊商品，因此，其质量不得有半点马虎。《药品管理法》第三十二条规定，药品必须符合国家药品标准。药品的质量符合法定质量标准为合格品，药品的质量不符合法定质量标准为不合格品。药品只有合格品与不合格品的区分，不存在低于质量标准的残次品和等外品，所有不合格药品不准出厂、不准销售、不准使用。

4. 时限性　人只有防病患病时才需要用药，但药品生产、经营部门平时就应有适当储备。只能药等病，不能病等药。有些药品虽然需用量少，有效期短，宁可到期报废，也要有所储备；有些药品即使无利可图，也必须保证生产供应。

在以上特性中，最重要的是质量的重要性。作为药品，质量出不得任何差错，一旦出现质量问题，就可能危害到人们的生命。因此在生产过程中，要严格控制药品质量，把可能影响药品质量的因素在生产过程中一一消除。

三、药品批准证明文件

药品批准证明文件系指药品企业按照相关法律法规的要求对药品的安全性、有效性、质量可控性进行研究，经药品注册申报、药品审评与审批国家药品监督管理部门为之颁发的新药证书、药品注册批件、药品注册批件的附件（质量标准、说明书、药品包装）、药品批准文号、营业执照、药品生产许可证、药品所属剂型的 GMP 证书等。

四、假药与劣药

（一）假药、劣药定义

《药品管理法》第四十八条、第四十九条分别对假药、劣药作了具体的规定。禁止生产（包括配制）、销售假药、劣药。

1. 假药　有下列情形之一的，为假药：

（1）药品所含成分与国家药品标准规定的成分不符的。

（2）非药品冒充药品或者以他种药品冒充此种药品的。

有下列情形之一的药品，按假药论处：

（1）国务院药品监督管理部门规定禁止使用的。

（2）依照本法必须批准而未经批准生产、进口，或者依照本法必须检验而未经检验即销售的。

（3）变质的。

（4）被污染的。

（5）使用依照本法必须取得批准文号而未取得批准文号的原料药生产的。

（6）所标明的适应证或者功能主治超出规定范围的。

2. 劣药　药品成分的含量不符合国家药品标准的，为劣药。有下列情形之一的药品，按劣药论处：

（1）未标明有效期或者更改有效期的。

（2）不注明或者更改生产批号的。

（3）超过有效期的。

（4）直接接触药品的包装材料和容器未经批准的。

（5）擅自添加着色剂、防腐剂、香料、矫味剂及辅料的。

（6）其他不符合药品标准规定的。

📚 课堂活动

列举生活中见到生产或销售假药、劣药的案例？

（二）药品与假药、劣药的辨识

1. 药品与非药品的区分　非药品是指在法律上没有被批准为药品，却在产品的标签、说明书中宣称具有功能主治、适应证，或者明示预防疾病、治疗功能或药用疗效等，以及产品名称与药品名称相同或类似的产品，如食品、保健用品、保健食品、化妆品、消毒产品等均为非药品。这些非药品虽然外观、宣传与药品类似，但不是药品，不能当作药品使用。正确区分药品与非药品，可以从以下几个方面加以识别：

（1）批准文号　据《药品管理法》，除没有实施批准文号管理的部分中药材、中药饮片外，药品都应有药品批准证明文件，国产药品实行药品批准文号管理，进口药品需要取得《进口药品注册证》或《医药产品注册证》。因此，可以依据商品包装盒上药品批准文号、进口药品注册证号或医药产品注册证号初步判定该商品是否为药品，否则为非药品。药品批准文号的格式为：国药准字 H（Z、S、J）＋4 位年号＋4 位顺序号；《进口药品注册证》证号的格式为：H（Z、S）＋4 位年号＋4 位顺序号；《医药产品注册证》证号的格式为：H（Z、S）C＋4 位年号＋4 位顺序号。其中 H 代表化学药品，Z 代表中药，S 代表生物制品，J 代表进口药品分包装。对于境内分包装用大包装规格的注册证，其证号在原注册证号前加字母 B。

（2）标签及说明书　药品的标签、说明书上标明的所有事项，是按照国家药品标准的规定，需经国家药品监管部门批准后才能进行标注。

（3）进行数据查询　登录国家食品药品监督管理总局药品数据库查询核对药品的信息。通过比对，如与数据库中关于药品信息、生产厂家信息不符，或查询不到的则可以判断为假药。搜索药品监督管理部门发布的假劣药品信息公告，进一步确认其是否为公布的假劣药品。其他属于国家食品药品监督管理部门监管的产品，如保健食品、医疗器械、化妆品也可以通过该网站查询相关信息。

2.合格药品与假劣药品的区分 消费者对其购买的药品是合格药品还是假劣药品，主要可以通过药品的外在质量、内在质量及相关信息查询判断。

（1）外在质量 药品的标签或者说明书上必须注明药品的通用名称、成分、规格、生产企业、批准文号、产品批号、生产日期、有效期、适应证或者功能主治、用法、用量、禁忌、不良反应及注意事项。如没有药品批准文号、进口药品注册证号、医药产品注册证号但冒充药品，则为假药；有效期没有标明或者更改或显示已经过期，找不到生产批号或明显有涂改，则为劣药。

（2）信息查询 通过查询国家食品药品监督管理总局药品数据库中该药品的信息，进行比对，如与数据库中关于药品信息、生产厂家信息不符则可以判断为假药或劣药。此外，还可以搜索各级药品监督管理部门发布的假劣药品信息公告，判断是否为公布的假劣药品。

（3）内在质量 仅通过药品外在信息的不同或包装的差异难以分辨其所含成分及其含量是否符合国家药品标准，需送药品检验部门进行药品质量检验，以判定是否为合格药品或不合格药品（假药、劣药）。尤其是发现白色片剂出现发霉、发黄，或者大小不一，口服液出现浑浊，或有絮状物等现象，则更应该对该药品进行送检。药品成分含量为零，或药品成分为其他药物成分，则为假药；药品成分含量与国家药品标准不符，为劣药。

根据《药品管理法》，对假药、劣药的处罚通知，必须载明药品检验机构的质量检验结果；但是，本法第四十八条第三款第（一）、（二）、（五）、（六）项和第四十九条第三款规定的情形除外。

✎ **点滴积累**

药品包括：中药材、中药饮片、中成药、化学原料药及其制剂、抗生素、生化药品、放射性药品、血清、疫苗、血液制品和诊断药品等。

任务二 药品质量与药品监督管理

📖 案例

2016年8月初，某省食品药品监督管理局组织GMP跟踪检查时发现，S药品生产企业两项关键项和九项一般项不符合GMP规范要求，随即口头责令该企业停产整顿，8月10日下达了书面的《责令停产整顿通知书》。2016年10月份，S药品生产企业在没有向该省食品药品监管局汇报并取得同意的情况下，擅自生产了 X 药品，并投放市场销售。群众举报后，C 市食品药品监督管理局立案调查，证实该企业在停产整顿期间确实生产了 X 药品，且已经全部销售。经抽验，该批药品每单位药品含量不均。

问题：S 药品生产企业行为是否应受到处罚？为什么？

一、药品质量

药品质量是指药品能满足规定要求和需要的特征总和。药品的质量特性主要表现在以下四个方面：

1. 有效性 指在规定的适应证、用法、用量的条件下能满足预防、治疗、诊断人的疾病，有目的地调节人体生理机能。疗效确切，适应证肯定，是药品质量的根本要求，是药品的基本特征。若对防治疾病无效，则不能称为药品。我国对药品的有效性按在人体能达到所规定的效应程度分为"痊愈""显效""有效"，国外有的按照"完全缓解""部分缓解""稳定"来表示。

2. 安全性 指按规定的适应证、用法和用量使用药品后，人体产生毒副反应的程度。大多数药品均有不同程度的毒副反应，因此只有在其有效性大于毒副反应，或可解除、缓解毒副作用的情况下才可使用某种药品。假如某物质对防治、诊断疾病非常有效，但是对人体有致癌、致畸、致突变的严重损害，甚至致死，则该物质仍不能作为药品。安全性是药品评价和使用时首要考虑的质量特性。

3. 均一性 指药物制剂的每一单位产品都应符合有效性、安全性的规定要求。主要表现为物理分布方面的特性，是体现药品质量标准的质量特性。人们的用药剂量一般与药品的单位产品有密切关系，特别是有效成分在单位产品中含量很少的药品，若不均一，则可能等于没有用药，或用量过大而中毒甚至致死。

4. 稳定性 是指药品在规定的条件下保持其有效性和安全性的能力，规定的条件是指在规定的有效期内，以及生产、贮存、运输和使用的条件。稳定性是药品的重要质量特征。药品的稳定性好，其有效期就长。

保证药品的质量即保证药品的安全、有效、均一、稳定。这样方可部分有效地防止药源性疾病的发生。

二、药品监督管理

药品监督管理是指药品监督管理部门根据法律法规的授权，依据相关法律法规的规定，对药品的研制、生产、流通和使用环节进行管理的过程。

在我国，传统上一般将药品监督管理分为行政监督与技术监督。行政机关对药品、药事组织、药事活动和药品信息所进行的监督管理为行政监管，包括行政许可、行政监督、行政强制、行政处罚、行政诉讼、行政禁止、行政拘留等。药品检验所等专业技术机构为行政监督提供药品检验、检测及技术评审等与药学专业技术密切相关的监督管理则为技术监督，包括药品检验、药品审评等。

（一）药品行政监督

1.药品行政许可 药品监督管理行政机关根据公民、法人或者其他组织的申请，经依法审查，准予其从事药事活动，认可其资格资质或者赋予其某种法律权利的行为。药品行政许可的实质是国家对关系到人们生命健康的药品采用行政许可的方式加以管理的一种手段和方式，是一种前置性管理措施。目的是为了将关系到人民群众切身利益的药品注册、生产、流通、使用等纳入规范的行政管理的直接监控之下，确保人民群众用药安全有效。根据现行药事法律规范，国家对药品研制、生产、经营及上市等设定了一系列行政许可项目。如行政许可项目在药品研制方面有药品临床研究批准、新药证书的核发等；药品生产许可方面有药品生产许可证和医疗机构制剂许可证的核发；药品经营许可方面有药品经营许可证的核发、GSP认证证书的发放等；在药品上市许可方面有药品注册证、进口药品注册证的核发等；在执业药师执业方面有颁发执业药师注册证等。

2.药品行政监督检查 药品监督检查，是指药品监督管理机关对药品生产、经营和使用的企事业单位和相关个人遵守药事行政法律规范的情况进行了解和监督检查的行政行为。

药品监督检查可以采用书面检查方式、现场检查方式或者书面与现场检查相结合方式。监督检查的主要内容是药品生产、经营企业等执行有关法律、法规及实施药品GMP、GSP的情况。《药品生产许可证》《药品经营许可证》换发或年检实施的现场检查、药品GMP跟踪检查及飞行检查、日常监督检查等。

3.药品行政强制 药品监督管理机关，为保护人民身体健康、维护药品管理秩序，对行政相对人的人身及财产自由等采取的强制性具体行政行为的总称。分为即时性强制和执行性强制。前者是为了预防或制止违法行为或危害社会的行为，后者是为了迫使行政相对人履行法定义务。

依据《药品管理法》第六十四条：药品监督管理部门对有证据证明可能危害人体健康的药品及其有关材料可以采取查封、扣押的行政强制措施，并在七日内做出行政处理决定；药品需要检验的，必须自检验报告书发出之日起十五日内做出行政处理决定。《药品管理法实施条例》第五十五条：药品监督管理部门依法对有证据证明可能危害人体健康的药品及其有关证据材料采取查封、扣押的行政强制措施的，自采取行政强制措施之日起七日内做出是否立案的决定；需要检验的，自检验报告书发出之日起十五日内做出是否立案的决定；不符合立案条件的，解除行政强制措施；需要暂停销售和使用的，由国务院或者省、自治区、直辖市人民政府的药品监督管理部门做出决定。当事人对于查封、扣押的强制措施有异议的，可以依法提起行政复议、行政诉讼。

4. 药品行政处罚 指行政机关或其他行政主体依法定职权和程序对违反行政法规尚未构成犯罪的相对人给予行政制裁的具体行政行为。药品监督管理部门对违反药品管理法律、法规、规章的单位或者个人实施行政处罚。实施行政处罚必须遵循公开、公平、公正的原则，做到事实清楚、证据确凿、程序合法、法律法规规章适用准确适当、执法文书使用规范。

（二）药品技术监督

药品技术监督是指为药品行政监督提供检验、检测及技术评审等与药学专业技术密切相关的监督管理，是药品监督管理的重要组成部分。药品技术监督主要包括药品质量监督检验、药品审评等。这里主要介绍药品质量监督检验。

药品质量监督检验是根据国家药品标准由国家药品检验机构对需要进行质量监督的药品进行抽样、检查和验证，并发出相关结果报告的药物分析活动。药品监督检验不同于药品研制、生产、经营和使用等机构的自身检验，属于专业和专门的监督检验，具有公正性、权威性和仲裁性，是国家对药品质量监督管理的重要方式。我国药品监督检验可以分为以下几种类型：

1. 抽查检验 即抽检，是药品检验机构授权定期或不定期地对生产、经营和使用的药品质量进行抽查检验，分为评价抽验和监督抽验。评价抽验是药品监督管理部门为掌握、了解辖区内药品质量总体水平与状态而进行的抽验；监督抽验对监督检查中发现的质量可疑药品进行的抽验。国家药品抽验以评价抽验为主，省级药品抽验以监督抽验为主。药品抽查检验不得收取任何费用。

2. 注册检验 国家或省、市各级药品检验机构承担，根据国家有关规定对药品注册申请人所申请注册的药品进行的样品检验和药品标准复核。进口药品的注册检验必须由国家级药品检定机构组织实施。

3. 指定检验 药品指定检验是指由国家法律或药品监督管理部门规定，某些药品在销售前或进口时，必须经过指定的政府药品检验机构检验，合格的才准予销售或进口的检验。包括上市检验、口岸检验与生物制品批签发检验。

4. 委托检验 行政、司法等部门涉案样品的送检或药品生产企业、经营企业和医疗机构因不具备检验技术和检验条件而委托药检所的检验均属于委托检验。

5. 复验 被抽验药品的机构对药品检验机构的检验结果有异议的，可以自收到药品检验结果之日起七日内向原药品检验机构或者上一级药品监督管理部门设置或者确定的药品检验机构申请复验，也可以直接向国务院药品监督管理部门设置或者确定的药品检验机构申请复验。受理复验的药品检验机构必须在国务院药品监督管理部门规定的时间内做出复验结论。

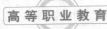

三、药品标准

（一）药品标准的概述

药品标准是指国家对药品的质量、规格、检验方法等所做的技术规定，是药品研制、生产、流通、使用、检验和管理部门共同遵循的法定依据。其内容包括：药品的名称、成分或处方的组成；含量及其检查、检验方法；制剂的辅料；允许的杂质及其限量要求，以及药品的适应证或功能主治；用法、用量；注意事项；贮藏方法等。中药材、中药饮片、中成药、化学原料药及其制剂、生物制品等应根据各自的特点设置相应的项目。

药品标准分为法定标准和企业标准两种。法定标准主要指国家药品标准，具有强制性。企业标准是制药企业为确保其生产的每一批药品都能保证质量稳定均一并能达到国家药品标准的要求而制定的本企业内控的药品质量标准。企业标准往往是在国家药品标准基础上建立的更为严格的质量控制指标。

（二）国家药品标准

《药品管理法》规定：国家药品监督管理部门颁布的《中华人民共和国药典》和药品标准为国家药品标准。其内容包括质量指标、检验方法，以及生产工艺等技术要求。

《中华人民共和国药典》（简称《中国药典》），由国家药典委员会编撰，由国家药品监督管理局颁布，是国家为保证药品质量、保护人民用药安全而制定的法典。现行版为2015 年版，分为一部、二部、三部和四部，收载品种总计 5608 种。一部收载药材和饮片、植物油脂和提取物、成方制剂和单味制剂等；二部收载化学药品、抗生素、生化药品，以及放射性药品等；三部收载生物制品；四部收载通则、药用辅料等。

药品注册标准，是指国家药品监督管理局批准给申请人特定药品的标准，生产该药品的药品生产企业必须执行该注册标准。药品注册标准不得低于《中国药典》的规定。

知 识 链 接

1. 药品监督检验类型　药品监督检验除抽查检验、注册检验、指定检验、委托检验、复验外，还有评价性检验、仲裁性检验、国家检验等类型。

2. 中国药典　新中国成立以来，先后颁布了《中国药典》，即 1953 年版、1963 年版、1977 年版、1985 年版、1990 年版、2000 年版、2010 年版、2015 年版。

点滴积累

1. 药品的质量特性表现在有效性、安全性、均一性和稳定性四个方面。

2.药品监督管理是指药品监督管理部门根据法律法规的授权，依据相关法律法规的规定，对药品的研制、生产、流通和使用环节进行管理的过程。分为行政监督与技术监督。

3.药品标准是指国家对药品的质量、规格、检验方法等所做的技术规定，是药品研制、生产、流通、使用、检验和管理部门共同遵循的法定依据。药品标准分为法定标准和企业标准。药品必须符合国家药品标准。

任务三　处方药与非处方药分类管理

📖 案例

据报道，某县城一位患者因患感冒，发烧、咽喉痛，听人介绍自己到药店购买一盒阿莫西林胶囊（羟氨苄青霉素），回家后，没有仔细阅读说明书便服药，大约一小时后出现胳膊、腹部大面积皮疹，奇痒无比，因此他到药店找老板要求赔偿，未果。

问题：

1. 阿莫西林胶囊为处方药品，患者可以不需处方自行购买吗？

2. 你对处方药与非处方药有怎样的认识？

《药品管理法》第三十七条规定：国家对药品实行处方药和非处方药分类管理制度。药品分类管理是根据药品安全有效、使用方便的原则，依其品种、规格、适应证、剂量及给药途径等的不同，将药品分为处方药和非处方药，并做出相应的管理规定。

一、处方药与非处方药的定义

处方药（Rx）是必须凭执业医师或执业助理医师处方才可调配、购买和使用的药品；非处方药是由国务院药品监督管理部门公布的，不需要凭医师处方即可自行判断、购买和使用的药品。非处方药在国外称为"可在柜台上买到的药物"（Over The Counter），简称OTC，此已成为全球通用的俗称。处方药和非处方药不是药品本质的属性，而是管理上的界定。无论是处方药，还是非处方药都是经过国家药品监督管理部门批准的，其安全性和有效性是有保障的。其中非处方药主要是用于治疗各种消费者容易自我诊断、自我治疗的常见轻微疾病。

二、药品分类管理的目的和意义

（一）药品分类管理的目的

药品分类管理是国际通行的做法，是保障人民用药安全有效的监管措施之一。2000

年 1 月 1 日起正式实施《处方药和非处方药分类管理办法（试行）》，标志着我国药品分类管理制度的初步建立。《药品管理法》第十五条规定，国家对药品实行处方药和非处方药分类管理制度。实施药品分类管理，一方面有效加强处方药的监督管理，防止消费者因自我行为不当导致滥用药物和危及健康；另一方面，通过规范对非处方药的管理，引导消费者科学、合理地进行自我药疗、自我保健。

（二）药品分类管理的意义

药品分类管理的重大意义有以下三个：

1. 有利于保障人民用药安全有效。药品是特殊的商品，它有一个合理使用问题，否则不仅浪费药品资源，还会给消费者带来许多不良反应，甚至危及生命，有的还会产生机体耐药性或耐受性而导致以后治疗的困难。

2. 有利于医药卫生事业健康发展，推动医药卫生制度改革，增强人们自我保健、自我药疗意识；为医药行业调整产品结构，促进医药工业发展提供良好机遇。

3. 有利于逐步与国际上通行的药品管理模式接轨，有利于国际合理用药的学术交流，提高用药水平。

三、处方药与非处方药的分类管理

（一）分类依据

《处方药和非处方药分类管理办法》规定：根据药品品种、规格、适应证、剂量及给药途径不同，对药品分别按处方药与非处方药进行管理。国家根据非处方药品的安全性，将非处方药分为甲类非处方药和乙类非处方药。

（二）非处方药的目录遴选

国家药品监督管理总局负责非处方药目录的遴选、审批、发布和调整工作。非处方药目录是根据"应用安全、疗效确切、质量稳定、使用方便"的遴选原则，由医药学专家从我国已上市药品中遴选出的。截止至 2004 年，国家相继公布了六批非处方药目录，被列入目录品种总计有 4326 个，其中化学药品 920 个，中成药 3406 个，基本完成了对上市药物进行了处方药与非处方药的分类。开展处方药与非处方药转换评价工作，并对非处方药目录实行动态管理。《药品注册管理办法》中对于药品在申请注册时有以下情况可一并申请非处方药：已有国家药品标准的非处方药的生产或者进口；经国家食品药品监督管理局确定的非处方药改变剂型，但不改变适应证、给药剂量，以及给药途径的药品；使用国家食品药品监督管理局确定的非处方药活性成分组成新的复方制剂。

（三）非处方药的标签、说明书、包装管理

非处方药标签和说明书除符合规定外，用语应当科学、易懂，便于消费者自行判断、选择和使用。非处方药的标签和说明书必须经国家药品监督管理局批准。

非处方药的包装必须印有国家指定的非处方药专有标识，必须符合质量要求，方便储存、运输和使用。每个销售基本单元包装必须附有标签和说明书。

（四）非处方药专有标识管理

非处方药专有标识是用于已列入《国家非处方药目录》，并通过药品监督管理部门审核登记的非处方药药品标签、使用说明书、内包装、外包装的专有标识，也可用作经营非处方药药品的企业指南性标志。我国非处方药专有标识图案为椭圆形背景下的OTC三个英文字母的组合（如图2-1）。非处方药的专有标识图案分为红色和绿色，红色专有标识用于甲类非处方药，绿色专有标识用于乙类非处方药品和指南性标志。

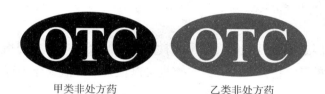

甲类非处方药　　　　　乙类非处方药

图2-1　非处方药专有标识图

使用非处方药专有标识时，药品的使用说明书和大包装可以单色印刷，标签和其他包装必须按照国家药品监督管理局公布的色标要求印刷。单色印刷时，非处方药专有标识下方必须标示"甲类"或"乙类"字样。非处方药标识应与药品标签、使用说明书、内包装、外包装一体化印刷，其大小可根据实际需要设定，必须醒目、清晰，并按照国家药品监督管理局公布的坐标比例使用。非处方药药品标签、使用说明书和每个销售基本单元包装印有中文药品通用名称（商品名称）的一面（侧），其右上角是非处方药专有标识的固定位置。

课堂活动

你知道还有哪些药品的标签和说明书必须印有规定的标识吗？

（五）处方药与非处方药的生产和销售管理

1. 处方药、非处方药生产企业必须具有《药品生产企业许可证》，其生产品种必须取得药品批准文号。

2. 经营处方药、非处方药的批发企业和经营处方药、甲类非处方药的零售企业必须具有《药品经营企业许可证》；经营处方药、甲类非处方药的药品零售企业，应当配备执业药师或者其他依法经资格认定的药学技术人员。零售药店对处方必须留存2年以上备查。

3. 经省级药品监督管理部门或其授权的药品监督管理部门批准的其他商业企业可以零售乙类非处方药。经营乙类非处方药的药品零售企业，应当配备经设区的市级药品监督管理机构或者省、自治区、直辖市人民政府药品监督管理部门直接设置的县级药品监督管理机构组织考核合格的业务人员。

在药品零售网点数量不足、布局不合理的地区，普通商业企业经当地地市级以上药品监督管理部门审查、批准、登记，符合条件的颁发乙类非处方药准销标志的可以销售乙类非处方药。具体实施办法由省级药品监督管理部门制定。

交通不便的边远地区城乡集市贸易市场没有药品零售企业的，当地药品零售企业经所在地县（市）药品监督管理机构批准，并到工商行政管理部门办理登记注册后，可以在该城乡集市贸易市场内设点，并在批准经营的药品范围内销售非处方药品。

4. 处方药不得采用开架自选销售方式。处方药、非处方药不得采用有奖销售、附赠药品或礼品销售等销售方式。

（六）处方药与非处方药的广告管理

处方药可以在国家卫生行政部门和国家食品药品监督管理局共同指定的医学、药学专业刊物上发布广告进行宣传，非处方药经审批可以在大众传播媒介进行广告宣传。

点滴积累

1. 根据药品的安全性，非处方药分为甲、乙两类。其专有标识图案为椭圆形背景下的OTC，红色为甲类，绿色为乙类。

2. 处方药只准在专业性医药报刊进行广告宣传，非处方药经审批可以在大众传播媒介进行广告宣传。

任务四　国家基本药物制度

案例

刘某去医院看病，担心药费过高，医生说给他治病所用药品都是基本药物，药价很便宜，且属于《国家基本药物目录》内的治疗性药品，已全部列入《国家基本医疗保险、工伤保险和生育保险药品目录》的甲类药品，可全额报销。因此，刘某不用担心承担按比例的自费部分，安心就医。

问题：什么是基本药物？你对基本药物制度有哪些认识？

一、基本药物的概念及内涵

基本药物的概念于 1977 年首次由 WHO（世界卫生组织）提出。基本药物是适应基本医疗卫生需求，剂型适宜，价格合理，能够保障供应，公众可公平获得的药品。其内涵包括以下方面：

1. 适应基本医疗卫生需求，是指优先满足群众的基本医疗卫生需求，避免贪新求贵。

2. 剂型适宜，是指药品剂型易于生产保存，适合大多数患者临床使用。

3. 价格合理，是指个人承受得起，国家负担得起，同时生产经营企业有合理的利润空间。

4. 能够保障供应，是指生产和配送企业有足够的数量满足群众用药需求。

5. 公众可公平获得，是指人人都有平等获得的权利。

二、国家基本药物的遴选

（一）国家基本药物制度及其主要内容

国家基本药物制度是对基本药物的遴选、生产、流通、使用、定价、报销、监测评价等多个环节实施有效管理的制度，与基本公共卫生服务体系、基本医疗服务体系、基本医疗保障体系相衔接。国家基本药物制度为维护人民群众健康、保障公众基本用药权益而确立的一项重大国家医药卫生政策，是国家药物政策的核心和药品供应保障体系的基础。国家基本药物制度首先在政府举办的基层医疗卫生机构实施，其主要内容包括国家基本药物目录的遴选调整、生产供应保障、集中招标采购和统一配送、零差率销售、全部配备使用、医保报销、财政补偿、质量安全监管，以及绩效评估等相关政策办法。

（二）国家基本药物制度的作用

1. 节省费用　基本药物实行统一招标采购、统一配送、统一价格，在政府办的基层医疗卫生机构零差率销售，价格较低廉且报销比例高于非基本药物，能够明显降低群众负担。

2. 用药合理　国家要求政府办的基层医疗卫生机构全部配备和使用基本药物，其他各类医疗机构也都必须按规定使用基本药物。

3. 安全有效　基本药物是经过长期临床实践检验证明安全有效的首选药物，国家对基本药物实行全品种覆盖抽验，保证群众基本用药更安全。

4. 方便可及　群众在基层医疗卫生服务机构就能获得，使用方便。

（三）基本药物制度的主要国家政策

1. 建立国家基本药物目录遴选调整管理机制

（1）基本药物遴选原则　国家基本药物遴选应当按照防治必需、安全有效、价格合理、使用方便、中西药并重、基本保障、临床首选和基层能够配备的原则，结合我国用药特点，参照国际经验，合理确定品种（剂型）和数量。

（2）基本药物遴选范围　国家基本药物目录中的药品包括化学药品、生物制品、中成药和中药饮片。化学药品和生物制品主要依据临床药理学分类，中成药主要依据功能分类。国家基本药物目录中的化学药品、生物制品、中成药，应当是《中国药典》收载的，国家药品监督管理局颁布药品标准的品种。除急救、抢救用药外，独家生产品种纳入国家基本药物目录应当经过单独论证。不能纳入国家基本药物目录遴选范围的有：含有国家濒危野生动植物药材的；主要用于滋补保健作用，易滥用的；非临床治疗首选的；因严重不良反应，国家药品监督管理部门明确规定暂停生产、销售或使用的；违背国家法律、法规，或不符合伦理要求的；国家基本药物工作委员会规定的其他情况。

《国家基本药物目录（2012年版）》中化学药品和生物制品主要依据临床药理学分类，共317个品种；中成药主要依据功能分类，共203个品种；中药饮片不列具体品种，用文字表述，共计520种。

（3）基本药物目录的调整　国家基本药物目录在保持数量相对稳定的基础上，实行动态管理，原则上三年调整一次。必要时，经国家基本药物工作委员会审核同意，可适时组织调整。国家基本药物目录遴选调整应当坚持科学、公正、公开、透明原则。建立健全循证医学、药物经济学评价标准和工作机制，科学合理地制定目录。广泛听取社会各界的意见和建议，接受社会监督。

2. 初步建立基本药物供应保障体系　基本药物实行公开招标采购，统一配送。政府办的医疗卫生机构使用的基本药物，由省级人民政府指定以政府为主导的药品集中采购相关机构按《招标投标法》和《政府采购法》的有关规定，实行省级集中网上公开招标采购，遵循"质量优先、价格合理"的原则。基本药物配送原则上由中标生产企业自行委托药品批发企业配送或直接配送。偏远、交通不便地区的药品配送服务，应充分发挥邮政等物流行业服务网络覆盖面广的优势。

完善国家药品储备制度，确保临床必需、不可替代、用量不确定、企业不常生产的基本药物生产供应。

3. 建立基本药物优先选择和合理使用制度　医疗机构要按照《国家基本药物临床应用指南》和《国家基本药物处方集》，加强合理用药管理，确保规范使用基本药物。政府办的基层医疗卫生机构全部配备、使用国家基本药物。其他各类医疗机构也要将基本药物作为首选药物，并达到一定使用比例，具体使用比例由卫生行政部门确定，所有零售药店均应配备和销售基本药物。基本药物全部纳入基本医疗保障药物报销目录，报销比例明显高于非基本药物。

政府办的基层医疗卫生机构增加使用非目录药品品种数量，应坚持防治必需、结合当地财政承受能力和基本医疗保障水平从严掌握。具体品种由省级卫生行政部门会同发展改革（价格）、工业和信息化、财政、人力资源社会保障、食品药品监管、中医药等部门组织专家论证，从国家基本医疗保险药品目录（甲类）范围内选择，确因地方特殊疾病治疗必需的，也可从目录（乙类）中选择。民族自治区内政府举办的基层医疗卫生机构配备使用国家基本药物目录以外的民族药，由自治区人民政府制定相应管理办法。

目前，我国城镇职工基本医疗保险、城镇居民医疗保险和新农村合作医疗保险药品报销目录都已囊括了基本药物目录中的全部品种，基本药物报销主要通过各类型国家基本医疗保险进行。

（四）基本医疗保险用药

基本医疗保险是为补偿劳动者因疾病风险造成的经济损失而建立的一项社会保险制度，是社会保险制度中最重要的险种之一，它与基本养老保险、工伤保险、失业保险、生育保险等共同构成现代社会保险制度。

我国现阶段建立了城镇职工基本医疗保险制度、新型农村合作医疗制度和城镇居民基本医疗保险制度。2001 年起实施的城镇职工基本医疗保险制度，覆盖所有党政群机关和企事业单位；2005 年起实施的新型农村合作医疗制度，覆盖农业人口（含外出务工人员）；2007 年起实施的城镇居民基本医疗保险制度，覆盖未纳入城镇职工基本医疗保险的非农业户口城镇居民。2016 年 1 月《国务院关于整合城乡居民基本医疗保险制度的意见》指出，整合城镇居民基本医疗保险和新型农村合作医疗两项制度，建立统一的城乡居民基本医疗保险制度。其中，城镇职工基本医疗保险由用人单位和职工按照国家规定共同缴纳基本医疗保险费，建立医疗保险基金，参保人员患病就诊发生医疗费用后，由医疗保险经办机构给予一定的经济补偿，以避免或减轻劳动者因患病、治疗等所带来的经济风险。新型农村合作医疗和城镇居民基本医疗保险实行个人缴费和政府补贴相结合，待遇标准按照国家规定执行。

2009 年 9 月 30 日，卫生部发布《关于调整和制订新型农村合作医疗报销药物目录的意见》；人力资源和社会保障部于 2009 年 11 月 30 日发布了《国家基本医疗保险、工伤保险和生育保险药品目录》，2017 年 2 月 21 日发布了《国家基本医疗保险、工伤保险和生育保险药品目录（2017 年版）》（以下简称《药品目录》），载入《药品目录》中的药品，通常被称作医保药品。

《药品目录》适用于基本医疗保险、工伤保险和生育保险，是基本医疗保险、工伤保险和生育保险基金支付参保人员药品费用和强化医疗保险医疗服务管理的政策依据及标准。

《新型农村合作医疗报销药物目录》是各省、市实施新型农村合作医疗使用的药品目录，不同地区可能制定不同的目录，采用的报销比例也可能不同。

1.《药品目录》的组成 《药品目录》由凡例、西药、中成药和中药饮片四部分组成。

2.《药品目录》中药品使用费用支付原则 基本医疗保险基金支付药品费用时区分甲类药品和乙类药品，工伤保险和生育保险支付药费用时不分甲类药品和乙类药品。参保人员使用目录内西药、中成药及目录外中药饮片发生的费用，按基本医疗保险、工伤保险、生育保险有关规定支付。国家免费提供的抗艾滋病病毒药物和国家公共卫生项目涉及的抗结核病药物、抗疟药物和抗血吸虫病药物，参保人员使用且在公共卫生支付范围的，基本医疗保险、工伤保险和生育保险基金不予支付。

3. **《药品目录》的调整**　国家药品目录原则上每两年调整一次，各省（区、市）《药品目录》应进行相应调整。《药品目录》中甲类药品由国家统一制定，各省（区、市）社会保险主管部门不得进行调整，乙类药品由国家制定，各省、自治区、直辖市可根据当地经济水平、医疗需求和用药习惯，适当进行调整。

4. **完善药品目录使用管理**　各统筹地区要根据辖区内医疗机构和零售药店药品使用情况，做好目录内药品对应工作，及时更新完善信息系统药品数据库。各省（区、市）要结合异地就医直接结算等工作，加快应用《社会保险药品分类与代码》行业标准，建立完善全省（区、市）统一的药品数据库，实现省域范围内西药、中成药、医院制剂、中药饮片的统一管理。

5. **探索建立医保药品谈判准入机制**　人力资源和社会保障部组织专家对部分药品进行谈判，并确定了医保支付标准。将利拉鲁肽注射剂等 36 种价格相对高的专利、独家药品纳入《药品目录》乙类范围，各省（区、市）社会保险主管部门不得将有关药品调出目录，也不得调整限定支付范围。本次纳入药品目录的 36 个药品中包括 31 个西药和 5 个中成药。其中，31 个西药中 15 个是肿瘤治疗药，涉及肺癌、胃癌、乳腺癌、结直肠癌、淋巴瘤、骨髓瘤等常见癌种，包括了此前参保人员反映比较多的曲妥珠单抗、利妥昔单抗、硼替佐米、来那度胺等；还有 5 个是心血管病用药，如治疗急性冠脉综合征的替格瑞洛、治疗急性心梗的重组人尿激酶原等；其他的药品分别是肾病、眼科、精神病、抗感染、糖尿病以及罕见病用药。5 个中药中 3 个是肿瘤药，还有 2 个是心脑血管用药。

点滴积累

1. 国家基本药物遴选原则是：防治必需、安全有效、价格合理、使用方便、中西药并重、基本保障、临床首选和基层能够配备。

2. 处方药只准在专业性医药报刊进行广告宣传，非处方药经审批可以在大众传播媒介进行广告宣传。

任务五　不良反应报告与监测

自 2011 年 7 月 1 日起施行的《药品不良反应报告和监测管理办法》中指出，药品不良反应报告和监测是指药品不良反应的发现、报告、评价和控制的过程。我国《药品管理法》明确规定，国家实行药品不良反应报告制度。建立药品不良反应报告制度的主要目的就是为了进一步了解药品的不良反应情况，及时发现新的、严重的药品不良反应，以便国家药品监督管理部门及时对有关药品加强管理，避免同样药品、同样不良反应的重复发生，保护更多人的用药安全和身体健康。

📚 案例

国家食品药品监督管理总局（CFDA）发布第 68 期《药品不良反应信息通报》中提示，关注非典型抗精神病药的严重不良反应。国内外监测数据及相关资料表明，非典型抗精神病药如氯氮平、利培酮、喹硫平等具有致白细胞减少、粒细胞缺乏症风险；可致患者血脂升高、体重增加、血糖升高或者引起糖尿病风险；伴有老年痴呆症状的精神病患者使用本类药物可导致死亡风险升高。

CFDA 建议：药品生产企业对于非典型抗精神病药潜在的严重风险应予以高度重视，采取积极、有效的风险控制措施，保障患者的用药安全。应加强药品不良反应监测及分析评价工作，对于说明书中风险提示不足的，应及时修订和完善，并应采取有效途径，加大与医务人员和患者的沟通与交流，及时传递最新药品安全信息。

问题：什么是药品不良反应？如何报告和处置药品不良反应？

一、药品不良反应的界定和分类

（一）药品不良反应相关定义

1. 药品不良反应（adverse drug reaction，ADR） WHO 将其定义为：人们为了预防、诊断、治疗疾病或为了调整生理功能，正常使用药物而发生的任何有害的、非预期的反应。我国将药品不良反应定义为：指合格药品在正常用法用量下出现的与用药目的无关的有害反应。

2. 严重药品不良反应 使用药品引起以下损害情形之一的反应属于严重药品不良反应：导致死亡；危及生命；致癌、致畸、致出生缺陷；导致显著的或者永久的人体伤残或者器官功能的损伤；导致住院或者住院时间延长；导致其他重要医学事件，如不进行治疗可能出现上述所列情况的。

3. 新的药品不良反应 药品说明书中未载明的不良反应。说明书中已有描述，但不良反应发生的性质、程度、后果或者频率与说明书描述不一致或者更严重的，按照新的药品不良反应处理。

4. 药品群体不良事件 同一药品（指同一生产企业生产的同一药品名称、同一剂型、同一规格的药品）在使用过程中，在相对集中的时间、区域内，对一定数量人群的身体健康或者生命安全造成损害或者威胁，需要予以紧急处置的事件。

（二）药品不良反应的分类

药品不良反应的分类方法有很多，根据药品不良反应与药理作用的关系将药品不良反应分为 A 型反应、B 型反应和 C 型反应三类。

1. A 型反应 是由药物的药理作用增强所致。其特点是可以预测，常与剂量有关，停药或减量后症状很快减轻或消失，发生率高，但死亡率低。通常包括副作用、毒性作用、后遗效应、首剂效应、过度作用、继发反应、停药综合征等。

2. B 型反应 是与正常药理作用完全无关的一种异常反应，一般很难预测，常规毒理学筛选不能发现，发生率低，但死亡率高。包括特异性遗传反应、药物过敏反应等。

3. C 型反应 指 A 型和 B 型反应之外的异常反应。发病机制尚不清楚，多在长期用药后出现，潜伏期较长，没有明确的时间关系，难以预测。通常与致癌、致畸，以及长期用药后心血管疾患、纤溶系统变化等有关。

二、药品不良反应报告和处置

（一）报告主体与报告范围

1. 报告主体及人员要求

（1）报告主体 《药品不良反应报告和监测管理办法》规定，药品生产企业（包括进口药品的境外制药厂商）、药品经营企业、医疗机构应当按照规定报告所发现的药品不良反应，即药品不良反应报告的主体是药品生产企业（包括进口药品的境外制药厂商）、药品经营企业、医疗机构。国家也鼓励公民、法人和其他组织报告药品不良反应。

（2）人员要求 药品生产企业应当设立专门机构并配备专职人员，药品经营企业和医疗机构应当设立或者指定机构并配备专（兼）职人员，承担本单位的药品不良反应报告和监测工作。从事药品不良反应报告和监测的工作人员应当具有医学、药学、流行病学或者统计学等相关专业知识，具备科学分析评价药品不良反应的能力。

2. 报告范围 新药监测期内的国产药品应当报告该药品的所有不良反应；其他国产药品，报告新的和严重的不良反应。进口药品自首次获准进口之日起 5 年内，报告该进口药品的所有不良反应；满 5 年的，报告新的和严重的不良反应。但鉴于目前实际状况，为避免漏报，上报原则为"可疑即报"。

（二）机构与职责

我国药品不良反应监测机构包括行政管理机构和技术机构。

1.行政管理机构　国家药品监督管理局负责全国药品不良反应报告和监测的管理工作；省、自治区、直辖市药品监督管理部门负责本行政区域内药品不良反应报告和监测的管理工作；设区的市级、县级药品监督管理部门负责本行政区域内药品不良反应报告和监测的管理工作。

2.技术机构　国家药品不良反应监测中心负责全国药品不良反应报告和监测的技术工作；省级药品不良反应监测机构、设区的市级、县级药品不良反应监测机构负责本行政区域内的药品不良反应报告和监测的技术工作。

（三）药品不良反应报告与处置

药品生产、经营企业和医疗机构获知或发现可能与用药有关的不良反应，应当通过国家药品不良反应监测信息网（http://www.adrs.org.cn/）报告；不具备在线报告条件的，应当通过纸质报表报所在地药品不良反应监测机构，由所在地药品不良反应监测机构代为在线报告，报告内容应当真实、完整、准确。

药品生产、经营企业和医疗机构应当配合药品监督管理部门、卫生行政部门和药品不良反应监测机构对药品不良反应或者群体不良事件的调查，并提供调查所需的资料，且应当建立并保存药品不良反应报告和监测档案。

1.个例药品不良反应报告与处置　个例药品不良反应的报告及评价程序，见图2-2。

药品生产、经营企业和医疗机构应当主动收集药品不良反应，获知或者发现药品不良反应后应当详细记录、分析和处理，填写《药品不良反应/事件报告表》并报告。

药品生产、经营企业和医疗机构发现或者获知新的、严重的药品不良反应应当在15日内报告，其中死亡病例须立即报告；其他药品不良反应应当在30日内报告。有随访信息的，应当及时报告。

药品生产企业应当对获知的死亡病例进行调查，详细了解死亡病例的基本信息、药品使用情况、不良反应发生及诊治情况等，并在15日内完成调查报告，报药品生产企业所在地的省级药品不良反应监测机构。

个人发现新的或者严重的药品不良反应，可以向经治医师报告，也可以向药品生产、经营企业或者当地的药品不良反应监测机构报告，必要时提供相关的病历资料。

设区的市级、县级药品不良反应监测机构应当对收到的药品不良反应报告的真实性、完整性和准确性进行审核。严重药品不良反应报告的审核和评价应当自收到报告之日起3个工作日内完成，其他报告的审核和评价应当在15个工作日内完成；应当对死亡病例进行调查，详细了解死亡病例的基本信息、药品使用情况、不良反应发生及诊治情况等，自收到报告之日起 15 个工作日内完成调查报告，报同级药品监督管理部门和卫生行政部门，以及上一级药品不良反应监测机构。

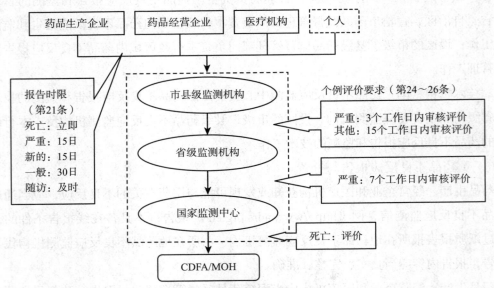

图 2-2　个例药品不良反应的报告及评价程序

省级药品不良反应监测机构应当在收到下一级药品不良反应监测机构提交的严重药品不良反应评价意见之日起 7 个工作日内完成评价工作。

对死亡病例，事件发生地和药品生产企业所在地的省级药品不良反应监测机构均应当及时根据调查报告进行分析、评价，必要时进行现场调查，并将评价结果报省级药品监督管理部门和卫生行政部门，以及国家药品不良反应监测中心。

国家药品不良反应监测中心应当及时对死亡病例进行分析、评价，并将评价结果报国家药品监督管理局。

2. 药品群体不良事件报告与处置　药品生产、经营企业和医疗机构获知或者发现药品群体不良事件后，应当立即通过电话或者传真等方式报所在地的相关药品监督管理部门、卫生行政部门和药品不良反应监测机构，必要时可以越级报告；同时填写《药品群体不良事件基本信息表》，对每一病例还应当及时填写《药品不良反应 / 事件报告表》，通过国家药品不良反应监测信息网络报告。

药品生产企业获知药品群体不良事件后应当立即开展调查，详细了解药品群体不良事件的发生、药品使用、患者诊治以及药品生产、储存、流通、既往类似不良事件等情况，在 7 日内完成调查报告，报所在地省级药品监督管理部门和药品不良反应监测机构；同时迅速开展自查，分析事件发生的原因，必要时应当暂停生产、销售、使用和召回相关药品，并报所在地省级药品监督管理部门。

药品经营企业发现药品群体不良事件应当立即告知药品生产企业，同时迅速开展自查，必要时应当暂停药品的销售，并协助药品生产企业采取相关控制措施。

医疗机构发现药品群体不良事件后应当积极救治患者，迅速开展临床调查，分析事件发生的原因，必要时可采取暂停药品的使用等紧急措施。

设区的市级、县级药品监督管理部门获知药品群体不良事件后，应当立即与同级卫生行政部门联合组织开展现场调查，并及时将调查结果逐级上报至省级药品监督管理部门和卫生行政部门。省级药品监督管理部门与同级卫生行政部门联合对设区的市级、县级的调查进行督促、指导，对药品群体不良事件进行分析、评价，对本行政区域内发生的影响较大的药品群体不良事件，还应当组织现场调查，评价和调查结果应当及时报国家药品监督管理局。

对全国范围内影响较大并造成严重后果的药品群体不良事件，国家药品监督管理局开展相关调查工作。

药品监督管理部门可以采取暂停生产、销售、使用或者召回药品等控制措施。卫生行政部门应当采取措施积极组织救治患者。

3. 境外发生的严重药品不良反应　进口药品和国产药品在境外发生的严重药品不良反应（包括自发报告系统收集的、上市后临床研究发现的、文献报道的），药品生产企业应当填写《境外发生的药品不良反应/事件报告表》，自获知之日起 30 日内报送国家药品不良反应监测中心。国家药品不良反应监测中心要求提供原始报表及相关信息的，药品生产企业应当在 5 日内提交。

国家药品不良反应监测中心应当对收到的药品不良反应报告进行分析、评价，每半年向国家药品监督管理总局和国家卫生和计划生育委员会报告，发现提示药品可能存在安全隐患的信息应当及时报告。

进口药品和国产药品在境外因药品不良反应被暂停销售、使用或者撤市的，药品生产企业应当在获知后 24 小时内书面报国家药品监督管理总局和国家药品不良反应监测中心。

（四）定期安全性更新报告

药品生产企业应当对本企业生产药品的不良反应报告和监测资料进行定期汇总分析，汇总国内外安全性信息，进行风险和效益评估，撰写定期安全性更新报告。定期安全性更新报告的撰写规范由国家药品不良反应监测中心负责制定。

设立新药监测期的国产药品，应当自取得批准证明文件之日起每满一年提交一次定期安全性更新报告，直至首次再注册，之后每 5 年报告一次；其他国产药品，每 5 年报告一次。

首次进口的药品，自取得进口药品批准证明文件之日起每满一年提交一次定期安全性更新报告，直至首次再注册，之后每5年报告一次。

定期安全性更新报告的汇总时间以取得药品批准证明文件的日期为起点计，上报日期应当在汇总数据截止日期后60日内。

国产药品的定期安全性更新报告向药品生产企业所在地省级药品不良反应监测机构提交。进口药品（包括进口分包装药品）的定期安全性更新报告向国家药品不良反应监测中心提交。

省级药品不良反应监测机构应当对收到的定期安全性更新报告进行汇总、分析和评价，于每年4月1日前将上一年度定期安全性更新报告统计情况和分析评价结果报省级药品监督管理部门和国家药品不良反应监测中心。

国家药品不良反应监测中心应当对收到的定期安全性更新报告进行汇总、分析和评价，于每年7月1日前将上一年度国产药品和进口药品的定期安全性更新报告统计情况和分析评价结果报国家药品监督管理局和国家卫生和计划生育委员会。

三、药品重点监测

药品重点监测，是指为进一步了解药品的临床使用和不良反应发生情况，研究不良反应的发生特征、严重程度、发生率等，开展的药品安全性监测活动。省级以上药品监督管理部门可以根据药品临床使用和不良反应监测情况要求药品生产企业对特定药品进行重点监测，必要时直接组织药品不良反应监测机构、医疗机构和科研单位开展药品重点监测。

药品生产企业应当经常考察本企业生产药品的安全性，对新药监测期内的药品和首次进口5年内的药品，应当开展重点监测，并按要求对监测数据进行汇总、分析、评价和报告；对本企业生产的其他药品，应当根据安全性情况主动开展重点监测。

📝 点滴积累

1. 药品不良反应是指合格药品在正常用法用量下出现的与用药目的无关的有害反应。

2. 药品不良反应报告的主体是药品生产企业（包括进口药品的境外制药厂商）、药品经营企业、医疗机构。

复习思考

1. 简述假药、劣药、药品不良反应的含义。

2. 国家调整基本药物目录品种和数量的依据有哪些？

3. 我国非处方药目录的遴选原则及基本药物遴选原则分别是什么？

扫一扫，知答案

扫一扫，看课件

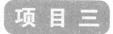

药品生产企业管理

【学习目标】
1. 掌握 GMP 的起源、主要内容及药品 GMP 认证。
2. 熟悉药品生产和药品生产企业的特点，药品召回及相关管理。
3. 了解开办药品生产企业的审批规定

任务一 药品生产及药品生产企业

📚 案例

2006 年 7 月 27 日，SFDA 接到青海省食品药品监督管理局报告，称西宁市有部分患者在使用某药厂生产的欣弗后出现胸闷、心悸、心慌、寒战、肾区疼痛、腹泻、腹痛等症状。随后广西、浙江、山东等多地食品药品监督管理部门也报告在本地发现类似病例。

经查，该厂 2006 年 6 月至 7 月生产的欣弗未按规定的工艺参数灭菌，擅自降低了灭菌温度，缩短了灭菌时间，增加了灭菌柜的装载量。中国药品生物制品检定所对相关样品进行了检验，无菌检查和热源检查不符合规定。

欣弗事件给公众健康和生命安全带来了严重威胁，致使 11 人死亡，并造成了非常恶劣的社会影响。

思考：通过本案例，你对药品生产的特点有何认识？

一、药品生产

药品生产是指将原料进行加工，制成能供医疗使用的药品的过程。

（一）原料药生产

原料药有植物、动物或其他生物产品，无机元素、无机化合物和有机化合物。根据原材料性质的不同、加工制造方法的不同，原料药生产大体可分为：

1. 生药的加工制造 生药一般来自植物和动物的生物药材，主要经过净制、切制、干燥、加工处理，我国传统中药的加工处理称为炮制，中药饮片是中药材经过蒸、炒、炙、煅等方法炮制而成。

2. 药用无机元素和无机化合物的加工制造 主要采用无机化工方法，但因药品质量要求严格，其生产过程及方法与同品种化工产品相比要求也更加严格。

3. 药用有机化合物的加工制造

（1）从天然物质中分离提取制备 使用天然物质制得的药品类别繁多，制备方法各异，主要包括以植物为原料的药品的分离提取和以动物为原料的药品的分离提取。

（2）化学合成法制备药品 与天然物为来源的药品相比，化学合成法所得产品往往价格较低廉、纯度高、质量好，且原料易得，生产操作也便于掌握。

（3）用生物技术、生物材料获得的生物制品 生物技术包括基因工程、细胞工程、蛋白质工程、发酵工程等。生物材料有微生物、细胞、各种动物和人的细胞及体液等。

（二）药物制剂的生产

经过不同来源和不同方法制得的原料药，需进一步制成适合于医疗或预防疾病的药物制剂，才能用于患者。剂型不同，加工制造方法差别也比较大。

二、药品生产的特点

药品是特殊商品，药品品种多，质量要求高，法律控制严格，因此药品生产具有不同于一般商品生产的特点：

1. 原料辅料品种多消耗大 无论化学原料药及其制剂，或抗生素、生化药品、生物制品，或中成药，从总体看，投入的原料、辅料的种类数大大超过其他轻化工产品的生产。

2. 生产设备要求高 药品品种多，生产工艺各不相同，产品质量要求很高，因此，所使用的生产设备应便于清洗，材料对药品不得产生影响，密封性能好以防止污染或变质等。

3. 生产环境卫生要求严格 生产车间的卫生洁净程度及厂区的卫生状况都会对药品质量产生较大影响，生产过程要严格防止污染和交叉污染。

4. 产品质量要求严格、品种规格多、更新换代快 药品必须是符合国家药品标准的合格品，不允许有"等外品""处理品"。由于人体和疾病的复杂性，随着医药学发展，药品品种和规格日益增多。人们要求高效、特效、速效、毒副作用小、有效期长、价格低、顺应性好的药品不断增长，促使药品更新换代。

5. 生产管理法制化　药品与人们的健康和生命息息相关，为加强药品质量监督管理，政府制定了一系列法律法规，对药品生产实行许可证制度，进行准入控制，并全面推行《药品生产质量管理规范》。

三、药品生产企业

（一）药品生产企业的概念

药品生产企业是指生产药品的专营企业或者兼营企业，是应用现代科学技术，自主地进行药品的生产经营活动，实行独立核算，自负盈亏，具有法人资格的基本经济组织。

（二）药品生产企业的分类

药品生产企业按经济所有制类型的不同，可分为全民所有制、集体所有制、民营企业、股份公司、中外合资、中外合作、外资企业等；按企业规模可分为大型企业、中型企业和小型企业；按所生产的产品大致可分为化学药生产企业（包括原料和制剂）、中药制剂生产企业、生化制药企业、中药饮片生产企业和生物制品生产企业。

（三）药品生产企业的特征

1. 知识技术密集　药品品种众多，品种更新换代快，新药研究开发科学技术难度大，市场竞争激烈，对企业经营管理人员及生产技术人员的文化、专业知识要求高。

2. 资本密集　药品生产企业研究开发新药投资很高；开办药品生产企业必须具备政府要求的硬件、软件条件，才能获得药品生产许可；药品生产企业的营销费用比较高。因此开办药品生产企业必须有足够资本投入，而且要不断筹资、融资开发新药、开发市场才能生存下去。

3. 多品种多批次多生产线　为满足医疗保健的需要，增强市场竞争力，药品生产企业普遍生产多个品种。大型药品生产企业常设多个分厂，把同类型品种集中在一个分厂生产，这种集中大规模生产可大大提高劳动生产效率、降低生产成本。

4. 药品生产过程的组织以流水线为基础　为避免生产过程的污染和混淆，根据产品生产工艺流程，各车间、工序在规定的区域流水作业。随着机械化、自动化程度不断提高，由计算机软件来控制生产成为常态。

5. 无名市场生产和订单生产兼而有之　由于市场竞争激烈和疾病谱的变化，药品生产企业前期的定单品种可能被挤掉，也可能拿到后续更多的定单品种，最后基本上是为无名市场而生产。

点滴积累

1. 药品生产可分为原料生产和制剂生产两大类。

2. 药品生产特点是原料辅料品种多、消耗大，生产设备要求高，生产环境卫生要求严格，产品质量要求严格、品种规格多、更新换代快，生产管理法制化。

3. 药品生产企业是指生产药品的专营企业或者兼营企业，是应用现代科学技术，自主地进行药品的生产经营活动，实行独立核算，自负盈亏，具有法人资格的基本经济组织。

4. 药品生产企业的特征包括：知识技术密集、资本密集、多品种多批次多生产线、药品生产过程的组织以流水线为基础、无名市场生产和订单生产兼而有之。

任务二　药品生产管理

案例

甲公司委托乙公司生产阿莫西林胶囊，患者张某因呼吸道感染自行购买并服用该药品，发生了过敏性休克，花去治疗费 2000 元，遂将甲、乙公司告上法庭，要求赔偿各项费用，总计 20000 元。乙公司以受托方不需为药品承担外部责任为由主张免责，甲公司以张某无医生处方自行服药，且无法提供该药品的合法来源抗辩，法院最后驳回张某全部诉讼请求。

思考：委托生产的药品的质量由谁负责？

一、药品生产企业的申请和审批

开办药品生产企业，需符合人员，厂房、设施，质量检验机构及人员，规章制度四方面的条件，同时符合国家制定的药品行业发展规划和产业政策。

开办药品生产企业的申请人应当向拟办企业所在地省级药品监督管理部门提出申请，提交申请材料。省级药品监督管理部门对申请资料进行审核，并应自收到申请之日起 30 个工作日内做出决定。经审查符合规定的，予以批准，并自书面批准决定做出之日起 10 个工作日内核发《药品生产许可证》；不符合规定的，做出不予批准的书面决定，并说明理由，同时告知申请人享有依法申请行政复议或者提起行政诉讼的权利。

药品生产企业将部分生产车间分立，形成独立药品生产企业的，应当按规定办理《药品生产许可证》。

新开办药品生产企业、药品生产企业新建药品生产车间或者新增生产剂型的，应当自取得药品生产证明文件或者经批准正式生产之日起 30 日内，按照国家药品监督管理部门的规定向相应的药品监督管理部门申请《药品生产质量管理规范》认证。

根据 2013 年国务院办公厅印发的《国家食品药品监督管理总局主要职责内设机构和人员编制规定》，CFDA 转变职能，决定将药品生产许可证与药品生产质量管理规范认证两项行政许可逐步整合为一项行政许可。即在后续的工作中，逐步将生产行政许可与药品生产质量管理规范认证两项行政审批整合为一项审批。

二、《药品生产许可证》的管理

（一）《药品生产许可证》的内容

《药品生产许可证》分正本和副本，正本、副本具有同等法律效力，有效期为 5 年。

《药品生产许可证》应当载明许可证编号、企业名称、法定代表人、企业负责人、企业类型、注册地址、生产地址、生产范围、发证机关、发证日期、有效期限等项目。其中由药品监督管理部门核准的许可事项为：企业负责人、生产范围、生产地址。企业名称、法定代表人、注册地址、企业类型等项目应当与工商行政管理部门核发的营业执照中载明的相关内容一致。

（二）《药品生产许可证》的变更

1.《药品生产许可证》变更内容　分为许可事项变更和登记事项变更。《药品生产许可证》变更后，原发证机关应当在《药品生产许可证》副本上记录变更的内容和时间，并按照变更后的内容重新核发《药品生产许可证》正本，收回原《药品生产许可证》正本，变更后的《药品生产许可证》有效期不变。企业名称、法定代表人、注册地址、企业类型等项目应当与工商行政管理部门核发的营业执照中载明的相关内容一致。

2.许可事项变更　是指企业负责人、生产范围、生产地址的变更。药品生产企业变更《药品生产许可证》许可事项的，应当在原许可事项发生变更 30 日前，向原发证机关提出《药品生产许可证》变更申请。原发证机关应当自收到企业变更申请之日起 15 个工作日内做出是否准予变更的决定。未经批准，不得擅自变更许可事项。

药品生产企业依法办理《药品生产许可证》许可事项的变更手续后，应当及时向工商行政管理部门办理企业注册登记的变更手续。

3.登记事项变更　是指企业名称、法定代表人、企业类型、注册地址等的变更。药品生产企业变更《药品生产许可证》登记事项的，应当在工商行政管理部门核准变更后 30 日内，向原发证机关申请《药品生产许可证》变更登记。原发证机关应当自收到企业变更申请之日起 15 个工作日内办理变更手续。

（三）《药品生产许可证》的换发、撤销及遗失

1.《药品生产许可证》的换发　《药品生产许可证》有效期届满，需要继续生产药品的，药品生产企业应当在有效期届满前 6 个月，向原发证机关申请换发《药品生产许可证》。

2.《药品生产许可证》的撤销　药品生产企业终止生产药品或者关闭的，由原发证机关缴销《药品生产许可证》，并通知工商行政管理部门。

3.《药品生产许可证》的遗失　《药品生产许可证》遗失的，药品生产企业应当立即向

原发证机关申请补发，并在原发证机关指定的媒体上登载遗失声明。原发证机关在企业登载遗失声明之日起满1个月后，按照原核准事项在10个工作日内补发《药品生产许可证》。

三、药品委托生产管理

（一）药品委托生产的规定

1. 药品委托生产的定义　药品委托生产指药品生产企业（以下称委托方）在因技术改造暂不具备生产条件和能力或产能不足暂不能保障市场供应的情况下，将其持有药品批准文号的药品委托其他药品生产企业（以下称受托方）全部生产的行为。不包括部分工序的委托加工行为。

2. 受托生产的品种限制　不得委托生产的品种有：①麻醉药品；②精神药品；③药品类易制毒化学品及其复方制剂；④医疗用毒性药品；⑤生物制品；⑥多组分生化药品；⑦中药注射剂和原料药。

放射性药品的委托生产按照有关法律法规规定办理。

（二）药品委托生产的条件和要求

委托方和受托方均应是持有与委托方生产药品相适应的《药品生产质量管理规范》认证证书的药品生产企业。委托生产药品的双方应当签订书面合同，内容应当包括质量协议，明确双方的权利与义务，并具体规定双方在药品委托生产管理、质量控制等方面的质量责任及相关的技术事项，且应当符合国家有关药品管理的法律法规。委托方和受托方有关药品委托生产的所有活动应当符合《药品生产质量管理规范》的相关要求。在委托生产的药品包装、标签和说明书上，应当标明委托方企业名称和注册地址、受托方企业名称和生产地址。委托方负责委托生产药品的质量。

1. 委托方要求　委托方应当取得委托生产药品的批准文号，负责委托生产药品的质量。委托方应对受托方的生产条件、生产技术水平和质量管理状况进行详细考查，应当向受托方提供委托生产药品的技术和质量文件，确认受托方具有受托生产的条件和能力。在委托生产期间，应对委托生产的全过程进行指导和监督，负责委托生产药品的批准放行。

2. 受托方要求　受托方应严格执行质量协议，有效控制生产过程，确保委托生产药品及其生产符合注册和《药品生产质量管理规范》的要求。

（三）药品委托生产的受理和审批

申请药品委托生产，由委托方向所在地省级药品监督管理部门提出申请，委托方应当填写《药品委托生产申请表》，并按要求提交申请材料。对于委托方和受托方不在同一省的，委托方应当首先将《药品委托生产申请表》连同申请材料报受托方所在地省级药品监督管理部门审查；经审查同意后，方可向委托方所在地省级药品监督管理部门进行申请。受托方所在地省级药品监督管理局对药品委托生产的申报资料进行审查，并结合日常监管情况出具审查意见。审查工作时限为 20 个工作日。

委托方所在地省级药品监督管理部门组织对药品委托生产的申报资料进行审查。对于首次申请，应当组织对受托生产现场进行检查；对于延续申请，必要时，也可以组织检查。对于委托方和受托方不在同一省、自治区、直辖市的，生产现场检查由委托方所在地省级药品监督管理局联合受托方所在地省级药品监督管理局组织开展。

委托方所在地省级食品药品监督管理局应当自受理之日起 20 个工作日内，对药品委托生产的申请进行审查，并做出决定；20 个工作日内不能做出决定的，经本部门负责人批准，可以延长 10 个工作日，并应当将延长期限的理由告知委托方。需要进行生产现场检查的，所需时间另计。生产现场检查时限由各省级药品监督管理局确定，最长不得超过 40 个工作日。需企业补充材料的，现场检查发现缺陷内容要求企业整改的，对整改情况需进行现场核查的，所需时间不计算在上述期限内。

经审查符合规定的，应当予以批准，并自书面批准决定做出之日起 10 个工作日内向委托方发放《药品委托生产批件》；不符合规定的，书面通知委托方并说明理由。

《药品委托生产批件》有效期不得超过 3 年。

（四）药品委托生产监督管理

国家药品监督管理局负责对全国药品委托生产审批和监督管理进行指导和监督检查。各省级药品监督管理部门负责药品委托生产的审批和监督管理。

各省级药品监督管理部门应当组织对本行政区域内委托生产药品的企业（包括委托方和受托方）进行监督检查。对于委托方和受托方不在同一省的，委托方所在地省级药品监督管理部门可以联合受托方所在地省级药品监督管理部门组织对受托方受托生产情况进行延伸检查。提供虚假材料，或者采取欺骗、贿赂等不正当手段取得《药品委托生产批件》的，应当予以撤销，3 年内不受理该申请人提出的该药品委托生产申请；涉及违法行为的，依法予以处理。

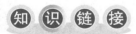

《药品生产监督管理办法》第四十二第规定，监督检查时，药品生产企业应当提供有关情况和以下材料：①企业生产情况和质量管理情况自查报告；②《药品生产许可证》副本和营业执照复印件，《药品生产许可证》事项变动及审批情况；③企业组织机构、生产和质量主要管理人员，以及生产、检验条件的变动及审批情况；④药品生产企业接受监督检查及整改落实情况；⑤不合格药品被质量公报通告后的整改情况；⑥检查机关需要审查的其他必要材料

四、药品生产监督检查

(一)药品生产监督检查部门

省级药品监督管理部门负责本行政区域内药品生产企业的监督检查工作,应当建立实施监督检查的运行机制和管理制度。

国家药品监督管理局可以直接对药品生产企业进行监督检查,并对省级药品监督管理部门的监督检查工作及其认证通过的生产企业对《药品生产质量管理规范》的实施及认证情况进行监督和抽查。

县级以上地方药品监督管理部门应当在法律、法规、规章赋予的权限内,建立本行政区域内药品生产企业的监管档案。监管档案包括药品生产许可、生产监督检查、产品质量监督抽查、不良行为记录和投诉举报等内容。

课堂活动

主要人员、关键设施等变更后企业怎么办?

(二)药品生产监督检查内容

监督检查的主要内容是药品生产企业执行有关法律、法规及实施《药品生产质量管理规范》的情况,监督检查包括《药品生产许可证》换发的现场检查、《药品生产质量管理规范》跟踪检查、日常监督检查等。

点滴积累

1. 开办药品生产企业的申请人应当向拟办企业所在地省级药品监督管理部门提出申请,符合规定的发给《药品生产许可证》;申请人自取得药品生产证明文件或者经批准正式生产之日起 30 日内,申请《药品生产质量管理规范》认证。

2. 《药品生产许可证》分正本和副本,正本、副本具有同等法律效力,有效期为 5 年。《药品生产许可证》变更内容 分为许可事项变更和登记事项变更。许可事项变更是指企业负责人、生产范围、生产地址的变更。

3. 不得委托生产的品种有:①麻醉药品;②精神药品;③药品类易制毒化学品及其复方制剂;④医疗用毒性药品;⑤生物制品;⑥多组分生化药品;⑦中药注射剂和原料药。

4. 《药品委托生产批件》有效期不得超过 3 年。

5. 委托方和受托方均应是持有与委托方生产药品相适应的《药品生产质量管理规范》认证证书的药品生产企业。

任务三　GMP 起源及发展

📖 **案例**

2007 年 7 月 6 日，国家食品药品监督管理局（SFDA）据国家药品不良反应监测中心报告获知，广西壮族自治区和上海市有三家医院的部分白血病患儿陆续出现下肢疼痛、乏力，进而行走困难等症状。经查，患儿共同使用了标示为上海医药（集团）有限公司华联制药厂生产的注射用甲氨蝶呤。

在卫生部、SFDA 联合调查组的监督和参与下，上海市政府相关部门查明了事件原因：该药厂在生产过程中，操作人员将硫酸长春新碱尾液混于注射用甲氨蝶呤及盐酸阿糖胞苷等批号药品中，导致了多个批次的药品被硫酸长春新碱污染，造成重大的药品生产质量责任事故。

思考：药品生产过程中如何有效避免污染和交叉污染？

一、GMP 概述

《药品生产质量管理规范》的英文名是 Good Manufacturing Practice，又称 GMP。GMP 是在药品生产全过程实施质量管理，保证生产出优质药品的一整套系统的、科学的管理规范；是药品生产和质量管理的基本准则；也是国际贸易中药品质量签证体制不可分割的重要部分；是药品能在世界市场中流通的"准入证"。

药品生产过程复杂，从产品设计、注册到生产，从原料、中间产品到成品，涉及许多技术细节和管理标准。其中任何一个环节出现疏忽，都可能导致药品质量不符合要求，进而对患者产生不利影响。因此必须在药品研发、生产全过程进行全面质量管理与控制，保证药品质量。20 世纪以来，各国制药行业和药品监督管理部门也在不断探索药品生产过程的质量管理方法，在实践中逐渐摸索总结出一些规范化的药品生产与质量管理制度，这就是 GMP 的雏形。

1961 年，发生了震惊世界的"反应停"事件，促使美国国会于 1962 年对原《食品、药品、化妆品法案》进行了一次重大修改，对制药企业提出了四项要求，其中之一要求制药企业实施药品生产和质量管理规范（GMP）。美国 FDA 于 1963 年颁布了世界上第一部GMP，GMP 的理论在此后多年的实践中经受住了考验，并获得了发展。WHO 于 1969 年向全世界推荐了 WHO 的 GMP，标志着 GMP 的理论和实践走向世界。

二、我国 GMP 发展

20 世纪 80 年代初，我国提出在制药行业推行 GMP。1982 年我国制定了第一部行业性的《药品生产质量管理规范》试行稿，在部分药品生产企业试行；1988 年卫生部颁布了我国第一部《药品生产质量管理规范》（1988 年版）作为正式法规执行；1998 年国家药品监督管理局总结几年来实施 GMP 的情况，对 1992 年版的 GMP 进行了修订，于 1999 年颁布了《药品生产质量管理规范》（1998 年修订）；为进一步强化药品生产企业的质量意识，建立药品质量管理体系，2011 年 1 月 17 日卫生部发布了《药品生产质量管理规范》（2010 年修订），并自 2011 年 3 月 1 日起施行。

我国在 GMP 推行的过程中，不同阶段都取得了一定成效，推动了制药行业的发展。1999 年底，我国血液制品生产企业全部通过药品 GMP 认证；2000 年底，粉针剂、大容量注射剂全部在符合 GMP 条件下生产；2002 年底，小容量注射剂也实现了全部在符合 GMP 条件下生产的目标；2004 年 7 月 1 日起，国内药品生产企业都必须经过 GMP 认证，未通过认证的企业全部停产。

📝 点滴积累

1. GMP 是《药品生产质量管理规范》的简称。

2. 药品检验是抽查性检验，检查结果不能代表整批药品的质量。

3. 现行版的 GMP 是 2011 年修订的，自 2011 年 3 月 1 日起施行。

4. 2004 年 7 月 1 日起，国内药品生产企业都必须经过 GMP 认证，未通过认证的企业全部停产。

任务四　GMP 认证过程及相关管理

📚 案例

2008 年 10 月 6 日，国家食品药品监督管理局接到云南省食品药品监督管理局报告，称云南省红河州 6 名患者使用了标示为黑龙江省完达山制药厂（2008 年 1 月更名为黑龙江完达山药业公司）生产的两批刺五加注射液（批号：2007122721、2007121511，规格：100mL/瓶）出现严重不良反应，其中有 3 例死亡。

经查，这是一起由药品污染引起的严重不良事件。2008 年 7 月 1 日，昆明特大暴雨造成库存的黑龙江省完达山制药厂生产的刺五加注射液被雨水浸泡，完达山药业公司云南销售人员张某从完达山药业公司调来包装标签，更换后销售。中国药品生物制品检定所、云南省食品药品检验所在被雨水浸泡药品的部分样品中检出多种细菌。

思考：该事件反映出企业通过 GMP 认证后，在实施 GMP 过程中还存在哪些问题？如何加强药品包装标签、说明书的管理？

一、我国药品生产质量管理规范的主要内容

我国现行版 GMP 一共 14 章 313 条，分别是总则、质量管理、机构与人员、厂房与设施、设备、物料与产品、确认与验证、文件管理、生产管理、质量控制与质量保证、委托生产与委托检验、产品发运与召回、自检及附则。作为现行版 GMP 配套文件，共有 5 个附录，即：无菌药品、原料药、生物制品、血液制品及中药制剂。它们对药品生产过程所涉及的各个方面都做出了明确规定，现概述如下：

（一）总则

企业应当建立药品质量管理体系。该体系应当涵盖影响药品质量的所有因素，包括确保药品质量符合预定用途的有组织、有计划的全部活动。GMP 作为质量管理体系的一部分，是药品生产管理和质量控制的基本要求，旨在最大限度地降低药品生产过程中污染、交叉污染，以及混淆、差错等风险，确保持续稳定地生产出符合预定用途和注册要求的药品。

（二）质量管理

质量管理是对确定和达到质量所必需的全部职能和活动的管理。企业应当建立符合药品质量管理要求的质量目标，将药品注册的有关安全、有效和质量可控的所有要求，系统地贯彻到药品生产、控制及产品放行、贮存、发运的全过程中，确保所生产的药品符合预定用途和注册要求。质量管理包括质量保证、质量控制和质量风险管理。

1. 质量保证　企业必须建立质量保证系统，同时建立完整的文件体系，以保证系统有效运行。药品生产企业，为保证生产质量管理的基本要求，必须配备所需的资源。

2. 质量控制　质量控制包括相应的组织机构、文件系统，以及取样、检验等，确保物料或产品在放行前完成必要的检验，确认其质量符合要求。

3. 质量风险管理　质量风险管理是在整个产品生命周期中采用前瞻或回顾的方式，对质量风险进行评估、控制、沟通、审核的系统过程。

（三）机构与人员要求

1. 组织机构与人员配备　企业应当建立与药品生产相适应的管理机构，并有组织机构图。企业应当设立独立的质量管理部门，履行质量保证和质量控制的职责。质量管理部门

可以分别设立质量保证部门和质量控制部门。

2. 关键人员　应当为企业的全职人员，至少应当包括企业负责人、生产管理负责人、质量管理负责人和质量受权人。质量管理负责人和生产管理负责人不得互相兼任。质量管理负责人和质量受权人可以兼任。应当制定操作规程，确保质量受权人独立履行职责，不受企业负责人和其他人员的干扰。

3. 培训　企业应当指定部门或专人负责培训管理工作，应当有经生产管理负责人或质量管理负责人审核或批准的培训方案或计划，培训记录应当予以保存。与药品生产、质量有关的所有人员都应当经过培训，培训的内容应当与岗位的要求相适应。除进行规范理论和实践的培训外，还应当有相关法规、相应岗位的职责、技能的培训，并定期评估培训的实际效果。高风险操作区（如：高活性、高毒性、传染性、高致敏性物料的生产区）的工作人员应当接受专门的培训。

4. 人员卫生　所有人员都应当接受卫生要求的培训，企业应当建立人员卫生操作规程，最大限度地降低人员对药品生产造成污染的风险。

企业应当对人员健康进行管理，并建立健康档案。直接接触药品的生产人员上岗前应当接受健康检查，以后每年至少进行一次健康检查。企业应当采取适当措施，避免体表有伤口、患有传染病或其他可能污染药品疾病的人员从事直接接触药品的生产。进入洁净生产区的人员不得化妆和佩戴饰物。生产区、仓储区应当禁止吸烟和饮食，禁止存放食品、饮料、香烟和个人用药品等非生产用物品。操作人员应当避免裸手直接接触药品、与药品直接接触的包装材料和设备表面。

（四）厂房与设施要求

1. 厂房的要求　厂房的选址、设计、布局、建造、改造和维护必须符合药品生产要求，应当能够最大限度地避免污染、交叉污染、混淆和差错，便于清洁、操作和维护。

2. 生产区的要求　生产区和贮存区应当有足够的空间，确保有序地存放设备、物料、中间产品、待包装产品和成品，避免不同产品或物料的混淆、交叉污染，避免生产或质量控制操作发生遗漏或差错。洁净区与非洁净区之间、不同级别洁净区之间的压差应当不低于 10 帕斯卡。必要时，相同洁净度级别的不同功能区域（操作间）之间也应当保持适当的压差梯度。

生产高致敏性药品（如青霉素类）或生物制品（如卡介苗或其他用活性微生物制备而成的药品），必须采用专用和独立的厂房、生产设施和设备。青霉素类药品产尘量大的操作区域应当保持相对负压，排至室外的废气应当经过净化处理并符合要求，排风口应当远离其他空气净化系统的进风口；生产 β－内酰胺结构类药品、性激素类避孕药品必须使用专用设施（如独立的空气净化系统）和设备，并与其他药品生产区严格分开；生产某些激素类、细胞毒性类、高活性化学药品应当使用专用设施（如独立的空气净化系统）和设备。特殊情况下，如采取特别防护措施并经过必要的验证，上述药品制剂则可通过阶段性生产方式共用同一生产设施和设备；上述空气净化系统，其排风应当经过净化处理。

3. 仓储区的要求　仓储区应当有足够的空间，确保有序存放待验、合格、不合格、退货或召回的原辅料、包装材料、中间产品、待包装产品和成品等各类物料和产品。

4. 质量控制区的要求　质量控制实验室通常应当与生产区分开。生物检定、微生物和放射性同位素的实验室还应当彼此分开。实验动物房应当与其他区域严格分开，设有独立的空气处理设施，以及动物的专用通道。

5. 洁净区级别要求　无菌药品生产所需的洁净区可分为以下 4 个级别：

A 级：高风险操作区，如灌装区、放置胶塞桶和与无菌制剂直接接触的敞口包装容器的区域及无菌装配或连接操作的区域。

B 级：指无菌配制和灌装等高风险操作 A 级洁净区所处的背景区域。

C 级和 D 级：指无菌药品生产过程中重要程度较低的操作步骤的洁净区。

（五）设备的要求

1. 原则　设备的设计、选型、安装、改造和维护必须符合预定用途，应当尽可能降低产生污染、交叉污染、混淆和差错的风险，便于操作、清洁、维护，以及必要时进行的消毒或灭菌。

2. 设计和安装　与药品直接接触的生产设备表面应当平整、光洁、易清洗或消毒、耐腐蚀，不得与药品发生化学反应、吸附药品或向药品中释放物质。设备所用的润滑剂、冷却剂等不得对药品或容器造成污染，应当尽可能使用食用级或级别相当的润滑剂。

3. 维护和维修　设备的维护和维修不得影响产品质量。应当制定设备的预防性维护计划和操作规程，设备的维护和维修应当有相应的记录。经改造或重大维修的设备应当进行再确认，符合要求后方可用于生产。

4. 使用和清洁　主要生产和检验设备都应当有明确的操作规程。生产设备应当有明显的状态标识，标明设备编号和内容物（如名称、规格、批号）；没有内容物的应当标明清洁状态。不合格的设备如有可能应当搬出生产和质量控制区，未搬出前，应当有醒目的状态标识。主要固定管道应当标明内容物名称和流向。

5. 校准　应当按照操作规程和校准计划定期对生产和检验用衡器、量具、仪表、记录和控制设备，以及仪器进行校准和检查，并标明其校准有效期，保存相关记录。

6. 制药用水　制药用水至少应当采用饮用水。纯化水、注射用水储罐和输送管道所用材料应当无毒、耐腐蚀；储罐的通气口应当安装不脱落纤维的疏水性除菌滤器；管道的设计和安装应当避免死角、盲管。纯化水、注射用水的制备、贮存和分配应当能够防止微生物的滋生。纯化水可采用循环，注射用水可采用 70℃ 以上保温循环。应当对制药用水及原水的水质进行定期监测，并有相应的记录。

（六）物料与产品

药品生产所用的原辅料、与药品直接接触的包装材料应当符合相应的质量标准。药品上直接印字所用油墨应当符合食用标准要求。进口原辅料应当符合国家相关的进口管理规定。原辅料、与药品直接接触的包装材料和印刷包装材料的接收应当有操作规程，所有到货物料均应当检查，以确保与订单一致，并确认供应商已经质量管理部门批准。物料的外包装应当有标签，并注明规定的信息。每次接收均应当有记录。物料发放及发运应当符合先进先出和近效期先出的原则。

（七）确认与验证

企业应当确定需要进行的确认或验证工作，以证明有关操作的关键要素能够得到有效控制。确认或验证的范围和程度应当经过风险评估来确定。企业的厂房、设施、设备和检验仪器应当经过确认，应当采用经过验证的生产工艺、操作规程和检验方法进行生产、操作和检验，并保持持续的验证状态。当影响产品质量的主要因素，如原辅料、与药品直接接触的包装材料、生产设备、生产环境（或厂房）、生产工艺、检验方法等发生变更时，应当进行确认或验证。清洁方法应当经过验证，证实其清洁的效果，以有效防止污染和交叉污染。确认和验证不是一次性的行为。首次确认或验证后，应当根据产品质量回顾分析情况进行再确认或再验证。企业应当制定验证总计划，应当根据确认或验证的对象制定确认或验证方案，确认或验证工作完成后，应当写出报告。

（八）文件管理

企业必须有内容正确的书面质量标准、生产处方和工艺规程、操作规程，以及记录等文件。物料和成品应当有经批准的现行质量标准；必要时，中间产品或待包装产品也应当有质量标准。

每种药品的每个生产批量均应当有经企业批准的工艺规程，不同药品规格的每种包装形式均应当有各自的包装操作要求。工艺规程的制定应当以注册批准的工艺为依据。工艺规程不得任意更改。如需更改，应当按照相关的操作规程修订、审核、批准。

每批药品应当有批记录，包括批生产记录、批包装记录、批检验记录和药品放行审核记录等与本批产品有关的记录。批记录应当由质量管理部门负责管理，至少保存至药品有效期后一年。

每批产品或每批中部分产品的包装，都应当有批包装记录，以便追溯该批产品包装操作，以及与质量有关的情况。

（九）生产管理的要求

所有药品的生产和包装均应当按照批准的工艺规程和操作规程进行操作并有相关记录，以确保药品达到规定的质量标准，并符合药品生产许可和注册批准的要求。应当建立划分产品生产批次的操作规程，生产批次的划分应当能够确保同一批次产品质量和特性的均一性。每批药品均应当编制唯一的批号。除另有法定要求外，生产日期不得迟于产品成型或灌装（封）前经最后混合的操作开始日期，不得以产品包装日期作为生产日期。每批产品应当检查产量和物料平衡，确保物料平衡符合设定的限度。如有差异，必须查明原因，确认无潜在质量风险后，方可按照正常产品处理。不得在同一生产操作间同时进行不同品种和规格药品的生产操作，除非没有发生混淆或交叉污染的可能。生产期间使用的所有物料、中间产品或待包装产品的容器及主要设备、必要的操作室应当贴签标识或以其他方式标明生产中的产品或物料名称、规格和批号，如有必要，还应当标明生产工序。每次生产结束后应当进行清场，确保设备和工作场所没有遗留与本次生产有关的物料、产品和文件。下次生产开始前，应当对前次清场情况进行确认。

生产开始前应当进行检查，确保设备和工作场所没有上批遗留的产品、文件或与本批产品生产无关的物料，设备处于已清洁及待用状态。检查结果应当有记录。生产操作前，还应当核对物料或中间产品的名称、代码、批号和标识，确保生产所用物料或中间产品正确且符合要求。每批药品的每一生产阶段完成后必须由生产操作人员清场，并填写清场记录并纳入批生产记录。

（十）质量控制与质量保证要求

质量控制实验室的人员、设施、设备应当与产品性质和生产规模相适应。产品在批准放行前，应当对每批药品进行质量评价，保证药品及其生产应当符合注册和药品生产质量管理规范本规范要求，由质量受权人签名批准放行。疫苗类制品、血液制品、用于血源筛查的体外诊断试剂，以及国家食品药品监督管理局规定的其他生物制品放行前还应当取得批签发合格证明。

持续稳定性考察主要针对市售包装药品，但也需兼顾待包装产品。通常情况下，每种规格、每种内包装的药品，至少每年应当考察一个批次，除非当年没有生产。某些情况下，持续稳定性考察中应当额外增加批次数，如重大变更或生产和包装有重大偏差的药品应当列入稳定性考察。此外，重新加工、返工或回收的批次，也应当考虑列入考察，除非已经过验证和稳定性考察。

企业应当建立变更控制系统，对所有影响产品质量的变更进行评估和管理。

任何偏差都应当评估其对产品质量的潜在影响。企业可以根据偏差的性质、范围、对产品质量潜在影响的程度将偏差分类（如重大偏差、次要偏差），对重大偏差的评估还应当考虑是否需要对产品进行额外的检验，以及对产品有效期的影响。必要时，应当对涉及重大偏差的产品进行稳定性考察。

质量管理部门应当对所有生产用物料的供应商进行质量评估，会同有关部门对主要物料供应商，尤其是生产商的质量体系进行现场质量审计，并对质量评估不符合要求的供应商行使否决权。改变主要物料供应商的，还需要对产品进行相关的验证及稳定性考察。

企业应当对每家物料供应商建立质量档案，档案内容应当包括供应商的资质证明文件、质量协议、质量标准、样品检验数据和报告、供应商的检验报告、现场质量审计报告、产品稳定性考察报告、定期的质量回顾分析报告等。

每年对所有生产的药品按品种进行产品质量回顾分析，以确认工艺稳定可靠，以及原辅料、成品现行质量标准的适用性，及时发现不良趋势，确定产品及工艺改进的方向。

应当建立药品不良反应报告和监测管理制度，设立专门机构并配备专职人员负责管理。应当主动收集药品不良反应，对不良反应应当详细记录、评价、调查和处理，及时采取措施控制可能存在的风险，并按照要求向药品监督管理部门报告。应当有专人及足够的辅助人员负责进行质量投诉的调查和处理，所有投诉、调查的信息应当向质量受权人通报。所有投诉都应当登记与审核，与产品质量缺陷有关的投诉，应当详细记录投诉的各个细节，并进行调查。

（十一）附则（术语的解释）

1. 包装　待包装产品变成成品所需的所有操作步骤，包括分装、贴签等。但无菌生产工艺中产品的无菌灌装，以及最终灭菌产品的灌装等不视为包装。

2. 包装材料　药品包装所用的材料，包括与药品直接接触的包装材料和容器、印刷包装材料，但不包括发运用的外包装材料。

3. 操作规程　经批准用来指导设备操作、维护与清洁、验证、环境控制、取样和检验等药品生产活动的通用性文件，也称标准操作规程。

4. 产品　包括药品的中间产品、待包装产品和成品。

5. 成品　已完成所有生产操作步骤和最终包装的产品。

6. 重新加工　将某一生产工序生产的不符合质量标准的一批中间产品或待包装产品的一部分或全部，采用不同的生产工艺进行再加工，以符合预定的质量标准。

7. 待验　指原辅料、包装材料、中间产品、待包装产品或成品，采用物理手段或其他有效方式将其隔离或区分，在允许用于投料生产或上市销售之前贮存、等待做出放行决定的状态。

8. 复验期　原辅料、包装材料贮存一定时间后，为确保其仍适用于预定用途，由企业确定的需重新检验的日期。

9. 返工　将某一生产工序生产的不符合质量标准的一批中间产品或待包装产品、成品的一部分或全部返回到之前的工序，采用相同的生产工艺进行再加工，以符合预定的质量标准。

10. **放行** 对一批物料或产品进行质量评价，做出批准使用或投放市场或其他决定的操作。

11. **工艺规程** 为生产特定数量的成品而制定的一个或一套文件，包括生产处方、生产操作要求和包装操作要求，规定原辅料和包装材料的数量、工艺参数和条件、加工说明（包括中间控制）、注意事项等内容。

12. **回收** 在某一特定的生产阶段，将以前生产的一批或数批符合相应质量要求的产品的一部分或全部，加入到另一批次中的操作。

13. **交叉污染** 不同原料、辅料及产品之间发生的相互污染。

14. **阶段性生产方式** 指在共用生产区内，在一段时间内集中生产某一产品，再对相应的共用生产区、设施、设备、工器具等进行彻底清洁，更换生产另一种产品的方式。

15. **洁净区** 需要对环境中尘粒及微生物数量进行控制的房间（区域），其建筑结构、装备及其使用应当能够减少该区域内污染物的引入、产生和滞留。

16. **警戒限度** 系统的关键参数超出正常范围，但未达到纠偏限度，需要引起警觉，可能需要采取纠正措施的限度标准。

17. **纠偏限度** 系统的关键参数超出可接受标准，需要进行调查，并采取纠正措施的限度标准。

18. **批** 经一个或若干加工过程生产的、具有预期均一质量和特性的一定数量的原辅料、包装材料或成品。为完成某些生产操作步骤，可能有必要将一批产品分成若干亚批，最终合并成为一个均一的批。在连续生产情况下，批必须与生产中具有预期均一特性的确定数量的产品相对应，批量可以是固定数量或固定时间段内生产的产品量。例如：口服或外用的固体、半固体制剂在成型或分装前使用同一台混合设备一次混合所生产的均质产品为一批；口服或外用的液体制剂以封口或灌装前经最后混合的药液所生产的均质产品为一批。

（1）原料药生产批次的划分原则 ①连续生产的原料药，在一定时间间隔内生产的在规定限度内的均质产品为一批。②间歇生产的原料药，可由一定数量的产品经最后混合所得的在规定限度内的均质产品为一批。

（2）无菌药品批次划分的原则 ①大（小）容量注射剂，以同一配液罐最终一次配制的药液所生产的均质产品为一批；同一批产品如用不同的灭菌设备或同一灭菌设备分次灭菌，应当可以追溯。②粉针剂，以一批无菌原料药在同一连续生产周期内生产的均质产品为一批。③冻干产品，以同一批配制的药液使用同一台冻干设备在同一生产周期内生产的均质产品为一批。④眼用制剂、软膏剂、乳剂和混悬剂等，以同一配制罐最终一次配制所生产的均质产品为一批。

19.**批号**　用于识别一个特定批的具有唯一性的数字和（或）字母的组合。

20.**批记录**　用于记述每批药品生产、质量检验和放行审核的所有文件和记录，可追溯所有与成品质量有关的历史信息。

21.**气锁间**　设置于两个或数个房间之间（如不同洁净度级别的房间之间）的具有两扇或多扇门的隔离空间。设置气锁间的目的是在人员或物料出入时，对气流进行控制。气锁间有人员气锁间和物料气锁间。

22.**确认**　证明厂房、设施、设备能正确运行并可达到预期结果的一系列活动。

23.**文件**　药品生产质量管理规范所指的文件包括质量标准、工艺规程、操作规程、记录、报告等。

24.**物料**　指原料、辅料和包装材料等。例如：化学药品制剂的原料是指原料药；生物制品的原料是指原材料；中药制剂的原料是指中药材、中药饮片和外购中药提取物；原料药的原料是指用于原料药生产的除包装材料以外的其他物料。

25.**物料平衡**　产品或物料实际产量或实际用量及收集到的损耗之和与理论产量或理论用量之间的比较，并考虑可允许的偏差范围。

26.**污染**　在生产、取样、包装或重新包装、贮存或运输等操作过程中，原辅料、中间产品、待包装产品、成品受到具有化学或微生物特性的杂质或异物的不利影响。

27.**验证**　证明任何操作规程（或方法）、生产工艺或系统能够达到预期结果的一系列活动。

28.**中间产品**　指完成部分加工步骤的产品，尚需进一步加工方可成为待包装产品。

二、GMP 认证管理

（一）GMP 认证概述

药品 GMP 认证是药品监督管理部门依法对药品生产企业药品生产质量管理进行监督检查的一种手段，是对药品生产企业实施 GMP 情况的检查、评价并决定是否发给认证证书的监督管理过程。

（二）我国 GMP 认证的组织机构

2016 年 1 月 1 日起，各省（区、市）食品药品监督管理局负责所有药品 GMP 认证工作。对于通过认证的企业，由各省（区、市）食品药品监督管理局核发《药品 GMP 证书》；对于未通过认证的企业，也应公布现场检查发现的严重缺陷项目、主要缺陷项目。

（三）我国 GMP 认证的主要程序

1.**申请**　申请药品 GMP 认证的生产企业，填写《药品 GMP 认证申请书》，并报送相关资料。

2. 形式审查 企业将申请资料报省级食品药品监督管理部门，省级食品药品监督管理部门对药品 GMP 申请书及相关资料进行形式审查，申请材料齐全、符合法定形式的予以受理。

3. 技术审查 药品认证检查机构对申请资料进行技术审查，需要补充资料的，应当书面通知申请企业。申请企业应按通知要求，在规定时限内完成补充资料，逾期未报的，其认证申请予以终止。技术审查工作时限为自受理之日起 20 个工作日。需补充资料的，工作时限按实际顺延。

4. 现场检查 药品认证检查机构完成申报资料技术审查后，制定现场检查工作方案，并组织实施现场检查。制定工作方案及实施现场检查工作时限为 40 个工作日。现场检查实行组长负责制，检查组一般由不少于 3 名药品 GMP 检查员组成，现场检查时间一般为 3～5 天。现场检查工作完成后，检查组根据现场检查情况，结合风险评估原则提出评定建议。检查组在检查工作结束后 10 个工作日内，将现场检查报告、检查员记录及相关资料报送药品认证检查机构。

5. 审批与发证 药品认证检查机构可结合企业整改情况对现场检查报告进行综合评定。必要时，可对企业整改情况进行现场核查。综合评定应在收到整改报告后 40 个工作日内完成，如进行现场核查，评定时限顺延。药品认证检查机构完成综合评定后，应将评定结果予以公示，公示期为 10 个工作日。对公示内容有异议的，药品认证检查机构或报同级药品监督管理部门及时组织调查核实。调查期间，认证工作暂停。对公示内容无异议或对异议已有调查结果的，药品认证检查机构应将检查结果报同级药品监督管理部门，由药品监督管理部门进行审批。经药品监督管理部门审批，符合药品 GMP 要求的，向申请企业发放《药品 GMP 证书》；不符合药品 GMP 要求的，认证检查不予通过，药品监督管理部门以《药品 GMP 认证审批意见》方式通知申请企业。行政审批工作时限为 20 个工作日。

6. 公告 药品监督管理部门应将审批结果予以公告。省级药品监督管理部门应将公告上传国家药品监督管理局网站。

（四）跟踪检查

药品监督管理部门负责组织药品 GMP 跟踪检查工作。药品认证检查机构负责制订检查计划和方案，确定跟踪检查的内容及方式，并对检查结果进行评定。

（五）《药品 GMP 证书》的管理

《药品 GMP 证书》载明的内容应与企业药品生产许可证明文件所载明相关内容相一致。

企业名称、生产地址名称变更但未发生实质性变化的，可以药品生产许可证明文件为凭证，企业无须申请《药品 GMP 证书》的变更。《药品 GMP 证书》有效期 5 年，在有效期内，与质量管理体系相关的组织结构、关键人员等如发生变化的，企业应自发生变化之日起 30 日内，按照有关规定向原发证机关进行备案。

已取得《药品 GMP 证书》的药品生产企业应在证书有效期届满前 6 个月，重新申请药品 GMP 认证。

📝 点滴积累

1. 关键人员至少应当包括企业负责人、生产管理负责人、质量管理负责人和质量受权人。质量管理负责人和生产管理负责人不得互相兼任。

2. 直接接触药品的生产人员上岗前应当接受健康检查，以后每年至少进行一次健康检查。

3. 无菌药品生产所需的洁净区可分为 A、B、C、D 4 个级别，洁净区与非洁净区之间、不同级别洁净区之间的压差应当不低于 10 帕斯卡。

4. 企业的厂房、设施、设备和检验仪器应当经过确认，应当采用经过验证的生产工艺、操作规程和检验方法进行生产、操作和检验，并保持持续的验证状态。

5. 每批药品应当有批记录，包括批生产记录、批包装记录、批检验记录和药品放行审核记录等与本批产品有关的记录。批记录应当由质量管理部门负责管理，至少保存至药品有效期后一年。

6. 口服或外用的固体、半固体制剂在成型或分装前使用同一台混合设备一次混合所生产的均质产品为一批；口服或外用的液体制剂以灌装（封）前经最后混合的药液所生产的均质产品为一批。

7. 《药品 GMP 证书》有效期 5 年，已取得《药品 GMP 证书》的药品生产企业应在证书有效期届满前 6 个月，重新申请药品 GMP 认证。

任务五　药品召回

📚 案例

2017 年 9 月 23 日 CFDA 发布公告称，2017 年 8 月底，国家药品不良反应监测中心监测发现，山西振东安特生物制药有限公司生产的红花注射液（批号：20170404）在山东、新疆等地发生 10 例寒战、发热等不良反应。9 月 22 日，经山东省食品药品检验研究院检验，该批次药品热原不符合规定。

经查，该公司生产的涉事批次红花注射液共销往山西、江苏、安徽、福建等 10 省（区）。

CFDA 要求所有医疗机构立即停止使用涉事批号产品，责令该公司立即召回该批号产品。山西省食品药品监督管理局要求监督企业停止涉事药品的销售，确保药品全部召回。药品流入地的省（区、市）食品药品监督管理部门密切关注药品流通使用情况，并监督相关企业和医疗机构配合召回上述药品。

思考：什么是责令召回？

一、药品召回的概念与分类

（一）药品召回与安全隐患的概念

药品召回，是指药品生产企业（包括进口药品的境外制药厂商，下同）按照规定的程序收回已上市销售的存在安全隐患的药品。

安全隐患，是指由于研发、生产等原因可能使药品具有的危及人体健康和生命安全的不合理危险。

（二）药品召回的分类

药品召回分为主动召回和责令召回两类。

1. 主动召回 指药品生产企业对收集的信息进行分析，对可能存在安全隐患的药品进行调查评估，发现药品存在安全隐患的，由药品生产企业决定召回。

2. 责令召回 药品监督管理部门经过调查评估，认为存在安全隐患，药品生产企业应当召回药品而未主动召回的，应当责令药品生产企业召回药品。必要时，药品监督管理部门可以要求药品生产企业、经营企业和使用单位立即停止销售和使用该药品。

（三）药品召回的分级

根据药品安全隐患的严重程度，药品召回分为三级：

1. 一级召回 使用该药品可能引起严重健康危害的。

2. 二级召回 使用该药品可能引起暂时的或者可逆的健康危害的。

3. 三级召回 使用该药品一般不会引起健康危害，但由于其他原因需要收回的。

二、药品生产企业、药品经营企业和使用单位的义务

药品生产企业、经营企业和使用单位应当建立和保存完整的购销记录，保证销售药品的可溯源性。

1. 药品召回的责任主体 药品生产企业是药品召回的责任主体。药品生产企业应当

建立和完善药品召回制度，收集药品安全的相关信息，对可能具有安全隐患的药品进行调查、评估，召回存在安全隐患的药品。进口药品的境外制药厂商在境外实施药品召回的，应当及时报告国家食品药品监督管理总局；在境内进行召回的，由进口单位负责具体实施。

2. 药品销售与使用单位的职责 药品经营企业、使用单位应当协助药品生产企业履行召回义务，按照召回计划的要求及时传达、反馈药品召回信息，控制和收回存在安全隐患的药品。药品经营企业、使用单位发现其经营、使用的药品存在安全隐患的，应当立即停止销售或者使用该药品，通知药品生产企业或者供货商，并向药品监督管理部门报告。

三、药品召回的实施

（一）主动召回

1. 生产企业药品召回的时间规定 药品生产企业在做出药品召回决定后，应当制定召回计划并组织实施。一级召回在 24 小时内通知有关药品经营企业、使用单位，二级召回在 48 小时内通知有关药品经营企业、使用单位，三级召回在 72 小时内通知有关药品经营企业、使用单位，要求有关药品经营企业、使用单位停止销售和使用，同时向所在地省级食品药品监督管理部门报告。

药品生产企业在启动药品召回后，一级召回在 1 日内将调查评估报告和召回计划提交给所在地省级药品监督管理部门备案，二级召回在 3 日内将调查评估报告和召回计划提交给所在地省级药品监督管理部门备案，三级召回在 7 日内将调查评估报告和召回计划提交给所在地省级药品监督管理部门备案。省级药品监督管理部门应当将收到一级药品召回的调查评估报告和召回计划报告国家药品监督管理局。

药品生产企业在实施召回的过程中，一级召回每日向所在地省级药品监督管理部门报告药品召回进展情况，二级召回每 3 日向所在地省级药品监督管理部门报告药品召回进展情况，三级召回每 7 日向所在地省级药品监督管理部门报告药品召回进展情况。

2. 药品调查评估报告主要内容 ①召回药品的具体情况，包括名称、批次等基本信息；②实施召回的原因；③调查评估结果；④召回分级。

3. 召回计划的主要内容 ①药品生产销售情况及拟召回的数量；②召回措施的具体内容，包括实施的组织、范围和时限等；③召回信息的公布途径与范围；④召回的预期效果；⑤药品召回后的处理措施；⑥联系人的姓名及联系方式。

4. 召回的监管 省级药品监督管理部门可以根据实际情况组织专家对药品生产企业提交的召回计划进行评估，认为药品生产企业所采取的措施不能有效消除安全隐患的，可以要求药品生产企业采取扩大召回范围、缩短召回时间等更为有效的措施。

药品生产企业对召回药品的处理应当有详细的记录，并向药品生产企业所在地省级药品监督管理部门报告。必须销毁的药品，应当在药品监督管理部门监督下销毁。

药品生产企业在召回完成后，应当对召回效果进行评价，向所在地省级药品监督管理部门提交药品召回总结报告。

省级药品监督管理部门应当自收到总结报告之日起 10 日内对报告进行审查，并对召回效果进行评价，必要时组织专家进行审查和评价。审查和评价结论应当以书面形式通知药品生产企业。

（二）责令召回

1. 责令召回通知书 药品监督管理部门做出责令召回决定，应当将责令召回通知书送达药品生产企业，通知书包括以下内容：①召回药品的具体情况，包括名称、批次等基本信息；②实施召回的原因；③调查评估结果；④召回要求，包括范围和时限等。

2. 召回的时间规定 药品生产企业在收到责令召回通知书后，应当制定召回计划并组织实施，一级召回在 24 小时内通知有关药品经营企业、使用单位，二级召回在 48 小时通知有关药品经营企业、使用单位内，三级召回在 72 小时内通知有关药品经营企业、使用单位要求有关药品经营企业、使用单位停止销售和使用，同时向所在地省级药品监督管理部门报告。

药品生产企业在启动药品召回后，一级召回在 1 日内将调查评估报告和召回计划提交给所在地省级药品监督管理部门备案，二级召回在 3 日内将调查评估报告和召回计划提交给所在地省级药品监督管理部门备案，三级召回在 7 日内将调查评估报告和召回计划提交给所在地省级药品监督管理部门备案。省级药品监督管理部门应当将收到一级药品召回的调查评估报告和召回计划报告国家药品监督管理局。

药品生产企业应当向药品监督管理部门报告药品召回的相关情况，并进行召回药品的后续处理。

四、药品召回的监督管理与法律责任

1. 国家药品监督管理部门监督全国药品召回的管理工作。召回药品的生产企业所在地省级药品监督管理部门负责药品召回的监督管理工作，其他省级药品监督管理部门应当配合、协助做好药品召回的有关工作。

2. 药品监督管理部门确认药品生产企业因违反法律、法规、规章规定造成上市药品存在安全隐患，依法应当给予行政处罚，但该企业已经采取召回措施主动消除或者减轻危害后果的，依照《行政处罚法》的规定从轻或者减轻处罚；违法行为轻微并及时纠正，没有造成危害后果的，不予处罚。药品生产企业召回药品的，不免除其依法应当承担的其他法律责任。

3. 药品生产企业违反规定，发现药品存在安全隐患而不主动召回药品的，责令召回药品，并处应召回药品货值金额 3 倍的罚款；造成严重后果的，由原发证部门撤销药品批准证明文件，直至吊销《药品生产许可证》。

4. 药品生产企业对药品监督管理部门经过调查评估，认为存在安全隐患的药品拒绝召回药品的，处应召回药品货值金额 3 倍的罚款；造成严重后果的，由原发证部门撤销药品批准证明文件，直至吊销《药品生产许可证》。

5. 药品经营企业、使用单位经营、使用的药品存在安全隐患的而未停止销售或使用的，责令停止销售和使用，并处 1000 元以上 5 万元以下罚款；造成严重后果的，由原发证部门吊销《药品经营许可证》或者其他许可证。

6. 药品经营企业、使用单位拒绝配合药品生产企业或者药品监督管理部门开展有关药品安全隐患调查、拒绝协助药品生产企业召回药品的，予以警告，责令改正，可以并处 2 万元以下罚款。

点滴积累

1. 根据药品安全隐患的严重程度，药品召回分为三级：对使用该药品可能引起严重健康危害的实施一级召回。对使用该药品可能引起暂时的或者可逆的健康危害的实施二级召回。对使用该药品一般不会引起健康危害，但由于其他原因需要收回的实施三级召回。

2. 药品召回分主动召回和责令召回两类。

3. 药品生产企业在做出药品召回决定后，应当制定召回计划并组织实施，一级召回在 24 小时内通知有关药品经营企业、使用单位。二级召回在 48 小时内通知有关药品经营企业、使用单位。三级召回在 72 小时内通知有关药品经营企业、使用单位，要求有关药品经营企业、使用单位停止销售和使用，同时向所在地省级药品监督管理部门报告。

复习思考

1. 简述 GMP 的主要内容。

2. 委托生产药品的条件有哪些？

3. 什么是药品召回？

4. 案例分析

中国经济网北京 2015 年 2 月 25 日讯　日前，国家食品药品监督管理总局发布通知，责令安徽某药业全面召回问题产品。

国家食药总局在通知中指出，通过监测发现，安徽某药业生产的胞二磷胆碱钠注射液（批号为 131229）在内蒙古自治区发生 2 例药品不良反应，患者用药后出现寒战、发热等症状。

通知指出，2014 年 11 月，该公司生产的胞二磷胆碱钠注射液（批号为131228 和 131229）在广西和河南出现多起药品不良反应，CFDA 要求安徽省食药监局责令企业立即召回问题批次药品，彻底查清原因，对企业违法违规行为依法查处。而本次再次出现不良反应，表明问题产品并未全部召回，企业未落实药品安全主体责任，严重违反了《药品管理法》和《药品召回管理办法》。

思考：药品责令召回对加强药品监管有何意义？

扫一扫，知答案

项目四
药品经营企业管理

【学习目标】

　　1. 掌握《药品经营质量管理规范》（GSP）、《药品流通监督管理办法》的主要内容。

　　2. 熟悉《药品经营许可证》、互联网药品交易服务的管理内容，药品经营企业的经营方式和经营范围。

　　3. 了解 GSP 认证的程序，互联网药品交易服务的形式。

任务一　药品经营及药品经营企业

　　案例

　　2017 年 7 月，某县食药监局执法人员在对辖区内副食品店进行日常检查时，发现本县大平山镇八家副食店除销售各种食品外，还销售安胎丸、杞菊地黄丸、肌苷口服溶液、三蛇胆川贝糖浆、曲咪新乳膏、藿香正气水、金菊五花茶颗粒等药品，涉案货值金额共 3275.7 元。经核实，这八家副食品店均未取得《药品经营许可证》，他们的行为违反了《中华人民共和国药品管理法》的相关规定。执法人员依法扣押违法经营的药品，并现场责令其立即停止违法经营药品的行为。

　　问题：

　　1. 药品也是商品，是可以用来销售的，为什么上述几家副食品店经营药品的行为属于违法行为？

　　2. 什么样的企业才可以经营药品？

一、药品经营

（一）药品经营的概念

药品经营，是指将药品生产企业生产出来的药品供给医疗机构及消费者使用的过程。也就是药品流通环节的整个过程都属于药品经营。药品只有通过经营才能实现其流通，实现药品的商品价值。

（二）药品经营方式

药品经营方式包括批发和零售两种。药品经营企业只能按照批准的经营方式进行药品经营。未经药品监督管理部门审核同意，药品经营企业不得改变经营方式。

（三）药品经营范围

药品经营企业经营范围：麻醉药品、精神药品、医疗用毒性药品、生物制品、中药材、中药饮片、中成药、化学原料药及其制剂、抗生素原料药及其制剂、生化药品。

从事药品零售的，应先核定经营类别，确定申办人经营处方药或非处方药、乙类非处方药的资格，并在经营范围中予以明确，再核定具体经营范围。

零售药店不得经营以下药品：麻醉药品、放射性药品、第一类精神药品、终止妊娠药品、蛋白同化制剂、肽类激素（胰岛素除外）、药品类易制毒化学品、疫苗，以及我国法律法规规定的其他药品零售企业不得经营的药品。

零售药店必须凭处方销售的药品：注射剂、医疗用毒性药品、二类精神药品、九大类药店不得经营的药品以外其他按兴奋剂管理的药品、精神障碍治疗药（抗精神病、抗焦虑、抗躁狂、抗抑郁药）、抗病毒药（逆转录酶抑制剂和蛋白酶抑制剂）、肿瘤治疗药、含麻醉药品的复方口服溶液和曲马多制剂、未列入非处方药目录的抗菌药和激素、国家药品监督管理部门公布的其他必须凭处方销售的药品。

课堂活动

零售药店不得经营的药品有哪些？必须凭处方销售的药品有哪些？

二、药品经营企业

药品经营企业，是指经营药品的专营企业或兼营企业，包括药品批发企业和药品零售企业。药品经营企业具有独立的法人资格，是药品流通环节的主要载体，药品通过药品经营企业流通到医疗机构和消费者，从而使药品进入使用环节，实现其价值。在药品流通中药品经营企业发挥了重要作用。

（一）药品批发企业

药品批发企业是指将购进的药品销售给药品生产企业、药品经营企业、医疗机构的药品经营企业。销售对象主要是药品零售企业和医疗机构，交易活动一般是在药品企业之间进行。医药批发企业是大宗的买卖活动，即成批购进成批销售，购销商品一般数量较大，绝大部分的药品是通过药品批发企业转售给医疗机构药房（医院药房）及社会药房（零售药店），降低了药品销售中的交易次数。

药品批发企业过去大都为国营医药公司，随着现代企业制度的建立，药品批发企业的名称也逐渐多样化，如医药股份有限公司、医药有限责任公司、医药集团公司等。

（二）药品零售企业

药品零售企业是指将购进的药品直接销售给消费者的药品经营企业，在我国通常称为药店。销售对象是个人消费者，交易活动一般是在药品企业与个人消费者之间进行。在我国的药品流通渠道中，药品零售企业是药品流通渠道的中间商，是中间环节的终端，与批发企业相比，由于它直接服务消费者，具有小型化、数量多、分布广、经营多元化、私有化程度高等特点。

目前我国常见的零售药品企业的类型有：

1.零售连锁药店 指经营同类药品，使用同一商号的若干门店，在同一总部的管理下，采取统一配送、统一质量标准、采购同销售分离、实行规模化管理的组织形式。药品零售连锁药店总店和各个分店必须依法分别取得《药品经营许可证》。

2.零售单体药店 是指依法取得《药品经营许可证》的经营药品零售业务的药品经营企业，又称独立的零售药店。

3.其他 处方药店、非处方药店、中药店等。目前绝大多数零售药店都为综合型药店，其经营范围包括处方药、非处方药、中药饮片等。

知 识 链 接

1. 直营连锁 RC（Regular Chain） 总公司直接参与经营和管理的连锁店，即由公司本部直接经营投资管理各个零售点的经营形态，此连锁模式并无加盟店的存在。

2. 特许经营也叫特许加盟 FC（Franchise Chain） 特许人和受许人之间形成一种契约关系，从而向受许人提供的一种商业经营许可，受许人向特许人支付相应的费用。

3. 自由连锁也叫自愿加盟 VC（Voluntary Chain） 一批所有权相对独立的药店自愿归属于一个采购联营组织和一个管理中心领导。管理中心负责提供货源、推销计划、账目处理等。

点滴积累

药品经营方式包括批发和零售两种。药品经营企业只能按照批准的经营方式进行药品经营。未经药品监督管理部门审核同意，药品经营企业不得改变经营方式。

任务二 《药品经营许可证》的管理

案例

2017 年 3 月 29 日，某县市场监督管理局执法人员对某药房进行日常检查时，发现自称张某的售药人携带某制药有限公司生产的康妇炎胶囊（161119）100 盒，随货同行单标示为邢台某医药有限公司，但张某无法提供邢台某医药有限公司的《药品经营许可证》等相关资质。执法人员当场下达责令改正通知书，限其 3 个工作日内提供有效的《药品经营许可证》。2017 年 4 月 6 日，执法人员对张某进行第二次复查时，其仍无法提供有效的《药品经营许可证》等资质，经调查，违法销售药品货值金额 1400 元。张某无《药品经营许可证》经营药品的行为，违反了《中华人民共和国药品管理法》第 14 条。依据《中华人民共和国药品管理法》第 72 条、《邢台市行政处罚自由裁量权实施标准》，县市场监督管理局对张某处以没收违法销售的康妇炎胶囊 100 盒，罚款人民币 4000 元的行政处罚。

问题：

1.《中华人民共和国药品管理法》对药品经营企业的《药品经营许可证》是如何规定的？

2. 药品经营企业如何申办《药品经营许可证》？

我国对药品经营实行许可证制度。《中华人民共和国药品管理法》14 条规定："开办药品批发企业，须经企业所在地省、自治区、直辖市人民政府药品监督管理部门批准并发给《药品经营许可证》；开办药品零售企业，须经企业所在地县级以上地方药品监督管理部门批准并发给《药品经营许可证》。无《药品经营许可证》的，不能经营药品。"

为加强药品经营许可工作的监督管理，国家食品药品监督管理局于 2004 年 2 月 4 日颁布了《药品经营许可证管理办法》，自 2004 年 4 月 1 日起施行。《药品经营许可证管理办法》共 6 章 34 条，对《药品经营许可证》的申请、审批、变更、换发、监督检查等内容做了相应的规定。

一、申领《药品经营许可证》的条件

（一）开办药品批发企业的条件

开办药品批发企业应符合省、自治区、直辖市药品批发企业合理布局的要求，并符合以下设置规定：

1. 具有保证所经营药品质量的规章制度。

2. 企业、企业法定代表人或企业负责人、质量管理负责人无《药品管理法》75条、第82条规定的情形。

3. 具有与经营规模相适应的一定数量的执业药师。质量管理负责人具有大学以上学历，且必须是执业药师。

4. 具有能够保证药品储存质量要求的、与其经营品种和规模相适应的常温库、阴凉库、冷库。仓库中具有适合药品储存的专用货架和实现药品入库、传送、分拣、上架、出库现代物流系统的装置和设备。

5. 具有独立的计算机管理信息系统。

6. 具有符合《药品经营质量管理规范》对药品营业场所及辅助、办公用房，以及仓库管理、仓库内药品质量安全保障和进出库、在库储存与养护方面的条件。

（二）开办药品零售企业的条件

开办药品零售企业应符合当地常住人口数量、地域、交通状况和实际需要的要求，符合方便群众购药的原则，并符合以下设置规定：

1. 具有保证所经营药品质量的规章制度。

2. 具有依法经过资格认定的药学技术人员。

经营处方药、甲类非处方药的药品零售企业，必须配有执业药师或者其他依法经过资格认定的药学技术人员，质量负责人应有一年以上（含一年）药品经营质量管理工作经验；经营乙类非处方药的药品零售企业，以及农村乡镇以下地区设立药品零售企业的，应当按照《药品管理法实施条例》第15条的规定配备业务人员，有条件的应当配备执业药师。

3. 企业、企业法定代表人、企业负责人、质量负责人无《药品管理法》第75条、第82条规定情形的。

4. 具有与所经营药品相适应的营业场所、设备、仓储设施，以及卫生环境。在超市等其他商业企业内设立零售药店的，必须具有独立的区域。

5. 具有能够配备满足当地消费者所需药品的能力，并能保证24小时供应。药品零售企业应备有的国家基本药物品种数量由各省、自治区、直辖市药品监督管理部门结合当地具体情况确定。

📖 课堂活动

开办药品经营企业需具备的条件，零售和批发有哪些不同？

二、申领《药品经营许可证》的程序

（一）药品批发企业申领《药品经营许可证》的程序

1.申办人向拟办企业所在地的省、自治区、直辖市药品监督管理部门提出筹建申请，并提交相关材料。

2.药品监督管理部门自受理申请之日起30个工作日内，依据药品管理法第4条规定对申报材料进行审查，做出是否同意筹建的决定，并书面通知申办人。

3.申办人完成筹建后，向受理申请的药品监督管理部门提出验收申请，并提交相关材料。

4.受理申请的药品监督管理部门在收到验收申请之日起30个工作日内，依据开办药品批发企业验收实施标准组织验收，做出是否发给《药品经营许可证》的决定。符合条件的，发给《药品经营许可证》。

（二）药品零售企业申领《药品经营许可证》的程序

1.申办人向拟办企业所在地设区的市级药品监督管理机构或省、自治区、直辖市药品监督管理部门直接设置的县级（食品）药品监督管理机构提出筹建申请，并提交相关材料。

2.药品监督管理机构自受理申请之日起30个工作日内，依据药品管理法第五条规定对申报材料进行审查，做出是否同意筹建的决定，并书面通知申办人。

3.申办人完成筹建后，向受理申请的药品监督管理机构提出验收申请，并提交相关材料。

4.受理申请的药品监督管理机构在收到验收申请之日起15个工作日内，依据开办药品零售企业验收实施标准组织验收，做出是否发给《药品经营许可证》的决定。

三、《药品经营许可证》的变更与换发

（一）《药品经营许可证》的变更

《药品经营许可证》变更分为许可事项变更和登记事项变更。

1.许可事项变更 是指经营方式、经营范围、注册地址、仓库地址（包括增减仓库）、企业法定代表人或负责人，以及质量负责人的变更。

（1）药品经营企业变更《药品经营许可证》许可事项的，应当在原许可事项发生变更30日前，向原发证机关申请《药品经营许可证》变更登记。未经批准，不得变更许可事项。

（2）申请许可事项变更的，由原发证部门按照药品管理法规定的条件验收合格后，方可办理变更手续。

2. 登记事项变更　指许可事项以外的其他事项的变更。

（1）药品经营企业变更《药品经营许可证》的登记事项的，向原发证机关申请《药品经营许可证》变更登记。

（2）《药品经营许可证》登记事项变更后，应由原发证机关在《药品经营许可证》副本上记录变更的内容和时间，并按变更后的内容重新核发《药品经营许可证》正本，收回原《药品经营许可证》正本。变更后的《药品经营许可证》有效期不变。

（二）《药品经营许可证》的换发

《药品经营许可证》有效期为 5 年。有效期届满，需要继续经营药品的，持证企业应在有效期届满前 6 个月内，向原发证机关申请换发《药品经营许可证》。原发证机关按《药品经营许可证管理办法》规定的申办条件进行审查，符合条件的，收回原证，换发新证。不符合条件的，可限期 3 个月进行整改，整改后仍不符合条件的，注销原《药品经营许可证》。

四、监督检查

（一）监督检查的内容

1. 企业名称、经营地址、仓库地址、企业法定代表人（企业负责人）、质量负责人、经营方式、经营范围、分支机构等重要事项的执行和变动情况。

2. 企业经营设施设备及仓储条件变动情况。

3. 企业实施《药品经营质量管理规范》情况。

4. 发证机关需要审查的其他有关事项。

（二）监督检查的方式

监督检查可以采取书面检查、现场检查或者书面检查与现场检查相结合的方式。

发证机关可以要求持证企业报送《药品经营许可证》相关材料，通过核查有关材料，履行监督职责。

发证机关可以对持证企业进行现场检查。有下列情况之一的企业，必须进行现场检查：

1. 上一年度新开办的企业。

2. 上一年度检查中存在问题的企业。

3. 因违反有关法律、法规，受到行政处罚的企业。

4. 发证机关认为需要进行现场检查的企业。

《药品经营许可证》换证工作当年，监督检查和换证审查工作可一并进行。

（三）《药品经营许可证》的注销

有下列情形之一的，《药品经营许可证》由原发证机关注销：

1.《药品经营许可证》有效期届满未换证的。

2.药品经营企业终止经营药品或者关闭的。

3.《药品经营许可证》被依法撤销、撤回、吊销、收回、缴销或者宣布无效的。

4.不可抗力导致《药品经营许可证》的许可事项无法实施的。

5.法律、法规规定的应当注销行政许可的其他情形。

企业终止经营药品或者关闭的，《药品经营许可证》由原发证机关缴销。

知 识 链 接

　　《药品管理法》第75条：从事生产、销售假药及生产、销售劣药情节严重的企业或者其他单位，其直接负责的主管人员和其他直接责任人员10年内不得从事药品生产、经营活动。

　　《药品管理法》第82条：违反本法规定，提供虚假的证明、文件资料样品或者采取其他欺骗手段取得《药品生产许可证》《药品经营许可证》《医疗机构制剂许可证》，或者药品批准证明文件的，吊销《药品生产许可证》《药品经营许可证》《医疗机构制剂许可证》，或者撤销药品批准证明文件，5年内不受理其申请，并处1万元以上3万元以下的罚款。

📝 **点滴积累**

　　开办药品批发企业办理《药品经营许可证》，申办人向拟办企业所在地的省、自治区、直辖市药品监督管理部门提出筹建申请。开办药品零售企业办理《药品经营许可证》，申办人向拟办企业所在地设区的市级药品监督管理机构，或省、自治区、直辖市药品监督管理部门直接设置的县级药品监督管理机构提出筹建申请。

任务三　药品经营质量管理规范

📖 **案例**

　　近期，天津市市场监管委组织对本市部分药品经营企业进行飞行检查，对滨海新区某大药房检查时发现，该药店经营场所柜台内摆放有过期药品"安乐片"，涉嫌销售劣药。未配备冷藏设备经营冷藏药品"双歧杆菌乳杆菌三联活菌片"，超许可经营范围经营生物制品"双歧杆菌乳杆菌三联活菌片"。该药房药品未按剂型、用途，以及储存要求分类陈列，药品与保健食品混放，处方药柜台无处方药专用标识。该药房质量负责人不在现场，企业负责人及现场人员无法提供任何购进票据，无法说明药品合法来源。

上述药品零售药店涉嫌严重违反《中华人民共和国药品管理法》《中华人民共和国药品管理法实施条例》《药品经营质量管理规范》的相关规定，依据《药品医疗器械飞行检查办法》（国家食品药品监督管理总局令第14号）第25条规定，所在区市场监管局应立即收回其《药品经营质量管理规范认证证书》。对不能说明合法来源的、过期失效的、超范围经营的药品一律收缴，立案调查，依法处理。对于其他违反《药品经营质量管理规范》《药品流通监督管理办法》的违法违规行为，一律从严查处。

问题：

1. 你对《药品经营质量管理规范》了解吗？

2. 上述零售药店的行为哪些违背了《药品经营质量管理规范》的要求？

3. 《药品经营质量管理规范》对药品批发企业有哪些规定？

一、GSP 概述

《中华人民共和国药品管理法》第16条规定："药品经营企业必须按照国务院药品监督管理部门依据本法制定的《药品经营质量管理规范》经营药品。"《药品经营质量管理规范》（Good Supply Practice，GSP）是为了加强药品经营质量管理，规范药品经营行为，保障人体用药安全、有效，是根据《中华人民共和国药品管理法》《中华人民共和国药品管理法实施条例》制定的，是药品经营管理和质量控制的基本准则。药品经营企业应当严格执行《药品经营质量管理规范》，在药品采购、储存、销售、运输等环节采取有效的质量控制措施，确保药品质量，并按照国家有关要求，建立药品追溯系统，实现药品可追溯。

我国第一版《药品经营质量管理规范》（GSP）是2000年4月30日由国家药品监督管理局发布的，自2000年7月1日起实施。2012年11月6日卫生部部务会议第1次修订，2015年5月18日国家食品药品监督管理总局局务会议第2次修订，现行的《药品经营质量管理规范》，是根据2016年6月30日国家食品药品监督管理总局局务会议通过、2016年7月13日国家食品药品监督管理总局令第28号公布的《关于修改〈药品经营质量管理规范〉的决定》修正的。该规范分总则、药品批发的质量管理、药品零售的质量管理、附则共4章184条，自发布之日起施行。

2013 年 10 月 23 日国家食品药品监督管理总局公告 2013 年第 38 号，发布《冷藏、冷冻药品的储存与运输管理》《药品经营企业计算机系统》《温湿度自动监测》《药品收货与验收》和《验证管理》5 个附录，作为《药品经营质量管理规范》配套文件。

二、《药品经营质量管理规范》的主要内容

（一）药品批发的质量管理

1. 质量管理体系　企业应当依据有关法律法规及《药品经营质量管理规范》的要求建立质量管理体系，确定质量方针，制定质量管理体系文件，开展质量策划、质量控制、质量保证、质量改进和质量风险管理等活动。企业应当定期，以及在质量管理体系关键要素发生重大变化时，组织开展内审。企业应当对药品供货单位、购货单位的质量管理体系进行评价，确认其质量保证能力和质量信誉，必要时进行实地考察。

2. 组织机构与质量管理　企业应当设立与其经营活动和质量管理相适应的组织机构或者岗位，明确规定其职责、权限及相互关系。企业负责人是药品质量的主要责任人。企业质量负责人应当由高层管理人员担任，全面负责药品质量管理工作，独立履行职责，在企业内部对药品质量管理具有裁决权。企业应当设立质量管理部门，有效开展质量管理工作。质量管理部门的职责不得由其他部门及人员履行。

3. 人员与培训

（1）关键岗位人员资质要求见表 4-1。

表 4-1　药品批发企业关键岗位人员资质要求

人员	资质要求
企业负责人	应当具有大学专科以上学历，或中级以上专业技术职称，经过基本的药学专业培训，熟悉药品管理的法律法规及药品经营质量管理规范
企业质量负责人	应当具有大学本科以上学历、执业药师资格和 3 年以上药品经营质量管理工作经历，在质量管理工作中具备正确判断和保障实施的能力
企业质量管理部门负责人	应当具有执业药师资格和 3 年以上药品经营质量管理工作经历，能独立解决经营过程中的质量问题
从事质量管理工作的	应当具有药学中专，或者医学、生物、化学等相关专业大学专科以上学历，或者具有药学初级以上专业技术职称
从事验收、养护工作的	应当具有药学，或者医学、生物、化学等相关专业中专以上学历，或者具有药学初级以上专业技术职称
从事中药材、中药饮片验收工作的	应当具有中药学专业中专以上学历，或者具有中药学中级以上专业技术职称
从事中药材、中药饮片养护工作的	应当具有中药学专业中专以上学历，或者具有中药学初级以上专业技术职称

续表

人员	资质要求
直接收购地产中药材的验收人员	应当具有中药学中级以上专业技术职称
从事疫苗配送的	应当配备 2 名以上专业技术人员专门负责疫苗质量管理和验收工作。专业技术人员应当具有预防医学、药学、微生物学，或者医学等专业本科以上学历及中级以上专业技术职称，并有 3 年以上从事疫苗管理或者技术工作经历
从事采购工作的	应当具有药学，或者医学、生物、化学等相关专业中专以上学历，从事销售、储存等工作的人员应当具有高中以上文化程度

（2）人员培训　企业应当对各岗位人员进行与其职责和工作内容相关的岗前培训和继续培训，以符合本规范要求。

（3）健康检查　质量管理、验收、养护、储存等直接接触药品岗位的人员应当进行岗前及年度健康检查，并建立健康档案。患有传染病或者其他可能污染药品的疾病的，不得从事直接接触药品的工作。身体条件不符合相应岗位特定要求的，不得从事相关工作。

4. 质量管理体系文件　企业制定质量管理体系文件应当符合企业实际。文件包括质量管理制度、部门及岗位职责、操作规程、档案、报告、记录和凭证等。文件的起草、修订、审核、批准、分发、保管，以及修改、撤销、替换、销毁等应当按照文件管理操作规程进行，并保存相关记录。记录及凭证应当至少保存 5 年。疫苗、特殊管理的药品的记录及凭证按相关规定保存。

5. 设施与设备　企业应当具有与其药品经营范围、经营规模相适应的经营场所和库房。库房的选址、设计、布局、建造、改造和维护应当符合药品储存的要求，防止药品的污染、交叉污染、混淆和差错。药品储存作业区、辅助作业区应当与办公区和生活区分开一定距离或者有隔离措施。

（1）库房应当配备以下设施设备　药品与地面之间有效隔离的设备；避光、通风、防潮、防虫、防鼠等设备；有效调控温湿度及室内外空气交换的设备；自动监测、记录库房温湿度的设备；符合储存作业要求的照明设备；用于零货拣选、拼箱发货操作及复核的作业区域和设备；包装物料的存放场所；验收、发货、退货的专用场所；不合格药品专用存放场所；经营特殊管理的药品有符合国家规定的储存设施。

经营中药材、中药饮片的，应当有专用的库房和养护工作场所，直接收购地产中药材的应当设置中药样品室（柜）。

（2）储存、运输冷藏、冷冻药品的设施　应当配备与其经营规模和品种相适应的冷库，储存疫苗的应当配备两个以上独立冷库；用于冷库温度自动监测、显示、记录、调控、报警的设备；冷库制冷设备的备用发电机组，或者双回路供电系统；对有特殊低温要求的药品，应当配备符合其储存要求的设施设备；冷藏车及车载冷藏箱，或者保温箱等设备。

6.校准与验证 企业应当按照国家有关规定，对计量器具、温湿度监测设备等定期进行校准或者检定。企业应当对冷库、储运温湿度监测系统，以及冷藏运输等设施设备进行使用前验证、定期验证及停用时间超过规定时限的验证。

7.计算机系统 企业应当建立能够符合经营全过程管理及质量控制要求的计算机系统，实现药品可追溯。

企业计算机系统应当符合以下要求：有支持系统正常运行的服务器和终端机；有安全、稳定的网络环境，有固定接入互联网的方式和安全可靠的信息平台；有实现部门之间、岗位之间信息传输和数据共享的局域网；有药品经营业务票据生成、打印和管理功能；有符合药品经营质量管理规范要求及企业管理实际需要的应用软件和相关数据库。

8.采购 企业的采购活动应当符合以下要求：确定供货单位的合法资格；确定所购入药品的合法性；核实供货单位销售人员的合法资格；与供货单位签订质量保证协议。

采购中涉及的首营企业、首营品种，采购部门应当填写相关申请表格，应经过质量管理部门和企业质量负责人的审核批准。必要时应当实地考察，对供货单位质量管理体系进行评价。

采购药品时，企业应当向供货单位索取发票。发票应当列明药品的通用名称、规格、单位、数量、单价、金额等；不能全部列明的，应当附销售货物或者提供应税劳务清单，并加盖供货单位发票专用章原印章、注明税票号码。

采购药品应当建立采购记录。采购记录应当有药品的通用名称、剂型、规格、生产厂商、供货单位、数量、价格、购货日期等内容，采购中药材、中药饮片的还应当标明产地。

9.收货与验收 企业应当按照规定的程序和要求对到货药品逐批进行收货、验收，防止不合格药品入库。药品到货时，收货人员应当核实运输方式是否符合要求，并对照随货同行单（票）和采购记录，核对药品，做到票、账、货相符。验收药品应当按照药品批号查验同批号的检验报告书。

冷藏、冷冻药品到货时，应当对其运输方式及运输过程的温度记录、运输时间等质量控制状况进行重点检查并记录。不符合温度要求的应当拒收。

企业应当按照验收规定，对每次到货药品进行逐批抽样验收，抽取的样品应当具有代表性：同一批号的药品应当至少检查一个最小包装，但生产企业有特殊质量控制要求，或者打开最小包装可能影响药品质量的，可不打开最小包装；破损、污染、渗液、封条损坏等包装异常，以及零货、拼箱的，应当开箱检查至最小包装；外包装及封签完整的原料药、实施批签发管理的生物制品，可不开箱检查。

验收人员应当对抽样药品的外观、包装、标签、说明书，以及相关的证明文件等逐一进行检查、核对。验收结束后，应当将抽取的完好样品放回原包装箱，加封并标示。验收药品应当做好验收记录，包括药品的通用名称、剂型、规格、批准文号、批号、生产日期、有效期、生产厂商、供货单位、到货数量、到货日期、验收合格数量、验收结果等内容。验收人员应当在验收记录上签署姓名和验收日期。

中药材验收记录应当包括品名、产地、供货单位、到货数量、验收合格数量等内容。中药饮片验收记录应当包括品名、规格、批号、产地、生产日期、生产厂商、供货单位、到货数量、验收合格数量等内容，实施批准文号管理的中药饮片还应当记录批准文号。

10. 储存与养护 企业应当根据药品的质量特性对药品进行合理储存，储存药品相对湿度为35%～75%。在人工作业的库房储存药品，按质量状态实行色标管理：合格药品为绿色，不合格药品为红色，待确定药品为黄色。储存药品应当按照要求采取避光、遮光、通风、防潮、防虫、防鼠等措施。搬运和堆码药品应当严格按照外包装标示要求规范操作。药品按批号堆码，不同批号的药品不得混垛，垛间距不小于5厘米，与库房内墙、顶、温度调控设备及管道等设施间距不小于30厘米，与地面间距不小于10厘米。药品与非药品、外用药与其他药品分开存放，中药材和中药饮片分库存放；特殊管理的药品应当按照国家有关规定储存；拆除外包装的零货药品应当集中存放；储存药品的货架、托盘等设施设备应当保持清洁，无破损和杂物堆放。未经批准的人员不得进入储存作业区，储存作业区内的人员不得有影响药品质量和安全的行为。药品储存作业区内不得存放与储存管理无关的物品。

养护人员应当根据库房条件、外部环境、药品质量特性等对药品进行养护：对库房温湿度进行有效监测、调控。按照养护计划对库存药品的外观、包装等质量状况进行检查，并建立养护记录；对储存条件有特殊要求的，或者有效期较短的品种应当进行重点养护。发现有问题的药品应当及时在计算机系统中锁定和记录，并通知质量管理部门处理。对中药材和中药饮片应当按其特性采取有效方法进行养护并记录，所采取的养护方法不得对药品造成污染；定期汇总、分析养护信息。对质量可疑的药品应当立即采取停售措施，并在计算机系统中锁定，同时报告质量管理部门确认。企业应当对库存药品定期盘点，做到账、货相符。

11. 销售 企业应当将药品销售给正规合法的购货单位，并对购货单位的证明文件、采购人员及提货人员的身份证明进行核实，保证药品销售流向真实、合法；企业应当严格审核购货单位的生产范围、经营范围或者诊疗范围，并按照相应的范围销售药品；企业销售药品，应当如实开具发票，做到票、账、货、款一致。企业应当做好药品销售记录。

12. 出库 药品出库时应当对照销售记录进行复核。发现以下情况不得出库，并报告质量管理部门处理：药品包装出现破损、污染、封口不牢、衬垫不实、封条损坏等问题；

包装内有异常响动，或者液体渗漏；标签脱落、字迹模糊不清，或者标识内容与实物不符；药品已超过有效期；其他异常情况的药品。

药品出库复核应当建立记录，包括购货单位、药品的通用名称、剂型、规格、数量、批号、有效期、生产厂商、出库日期、质量状况和复核人员等内容。药品出库时，应当附加盖企业药品出库专用章原印章的随货同行单（票）。

冷藏、冷冻药品的装箱、装车等项作业，应当由专人负责并符合以下要求：车载冷藏箱或者保温箱在使用前应当达到相应的温度要求；应当在冷藏环境下完成冷藏、冷冻药品的装箱、封箱工作；装车前应当检查冷藏车辆的启动、运行状态，达到规定温度后方可装车；启运时应当做好运输记录，内容包括运输工具和启运时间等。

13. 运输与配送 企业应当按照质量管理制度的要求，严格执行运输操作规程，并采取有效措施保证运输过程中的药品质量与安全。运输药品过程中，运载工具应当保持密闭。企业应当根据药品的温度控制要求，在运输过程中采取必要的保温或者冷藏、冷冻措施。运输过程中，药品不得直接接触冰袋、冰排等蓄冷剂，防止对药品质量造成影响。在冷藏、冷冻药品运输途中，应当实时监测并记录冷藏车、冷藏箱，或者保温箱内的温度数据。

企业委托其他单位运输药品的，应当对承运方运输药品的质量保障能力进行审计，索取运输车辆的相关资料，符合药品经营质量管理规范运输设施设备条件和要求的方可委托。

14. 售后管理 企业应当加强对退货的管理，保证退货环节药品的质量和安全，防止混入假冒药品；应当按照质量管理制度的要求，制定投诉管理操作规程，内容包括投诉渠道及方式、档案记录、调查与评估、处理措施、反馈和事后跟踪等。

企业应当协助药品生产企业履行召回义务，按照召回计划的要求及时传达、反馈药品召回信息，控制和收回存在安全隐患的药品，并建立药品召回记录；企业质量管理部门应当配备专职或者兼职人员，按照国家有关规定承担药品不良反应监测和报告工作。

📚 **课堂活动**

企业应当按照验收规定，对每次到货药品进行逐批抽样验收。关于验收检查都有哪些规定？

（二）药品零售的质量管理

1. 质量管理与职责 企业应当按照有关法律法规及《药品经营质量管理规范》的要求制定质量管理文件，开展质量管理活动，确保药品质量；应当具有与其经营范围和规模相适应的经营条件，包括组织机构、人员、设施设备、质量管理文件，并按照规定设置计算机系统。

企业负责人是药品质量的主要责任人，负责企业日常管理，负责提供必要的条件，保证质量管理部门和质量管理人员有效履行职责，确保企业按照《药品经营质量管理规范》要求经营药品。

2. 人员管理

（1）各类人员的资质要求　见表 4-2。

表 4-2　药品零售企业各类人员的资质要求

人员	资质要求
企业法定代表人或者企业负责人	应当具备执业药师资格
质量管理、验收、采购人员	应当具有药学或者医学、生物、化学等相关专业学历，或者具有药学专业技术职称
中药饮片质量管理、验收、采购人员	应当具有中药学中专以上学历，或者具有中药学专业初级以上专业技术职称
营业员	应当具有高中以上文化程度，或者符合省级药品监督管理部门规定的条件
中药饮片调剂人员	应当具有中药学中专以上学历，或者具备中药调剂员资格

（2）人员培训　企业各岗位人员应当接受相关法律法规及药品专业知识与技能的岗前培训和继续培训，以符合《药品经营质量管理规范》要求。

（3）健康检查　企业应当对直接接触药品岗位的人员进行岗前及年度健康检查，并建立健康档案。患有传染病或者其他可能污染药品的疾病的，不得从事直接接触药品的工作。

（4）其他要求　在营业场所内，企业工作人员应当穿着整洁、卫生的工作服；在药品储存、陈列等区域不得存放与经营活动无关的物品及私人用品，在工作区域内不得有影响药品质量和安全的行为。

3. 文件　企业应当按照有关法律法规及《药品经营质量管理规范》规定，制定符合企业实际的质量管理文件。文件包括质量管理制度、岗位职责、操作规程、档案、记录和凭证等，并对质量管理文件定期审核、及时修订。企业应当建立药品采购、验收、销售、陈列检查、温湿度监测、不合格药品处理等相关记录，做到真实、完整、准确、有效和可追溯。记录及相关凭证应当至少保存 5 年。特殊管理的药品的记录及凭证按相关规定保存。

4. 设施与设备　企业的营业场所应当与其药品经营范围、经营规模相适应，并与药品储存、办公、生活辅助及其他区域分开。营业场所应当具有相应设施或者采取其他有效措施，避免药品受室外环境的影响，并做到宽敞、明亮、整洁、卫生。

营业场所应当有以下营业设备：货架和柜台；监测、调控温度的设备；经营中药饮片的，有存放饮片和处方调配的设备；经营冷藏药品的，有专用冷藏设备；经营第二类精神药品、毒性中药品种和罂粟壳的，有符合安全规定的专用存放设备；药品拆零销售所需的调配工具、包装用品。

企业应当建立能够符合经营和质量管理要求的计算机系统，并满足药品追溯的要求。

企业设置库房的，应当做到库房内墙、顶光洁，地面平整，门窗结构严密；有可靠的安全防护、防盗等措施。储存中药饮片应当设立专用库房。

仓库应当有以下设施设备：药品与地面之间有效隔离的设备；避光、通风、防潮、防虫、防鼠等设备；有效监测和调控温湿度的设备；符合储存作业要求的照明设备；验收专用场所；不合格药品专用存放场所；经营冷藏药品的，有与其经营品种及经营规模相适应的专用设备。

5. 采购与验收 企业采购药品，应当符合药品批发企业采购药品的相关规定。药品到货时，收货人员应当按采购记录，对照供货单位的随货同行单（票）核实药品实物，做到票、账、货相符；企业应当按规定的程序和要求对到货药品逐批进行验收，并按规定做好验收记录；验收合格的药品应当及时入库或者上架，验收不合格的，不得入库或者上架，并报告质量管理人员处理。

6. 陈列与储存 企业应当对营业场所温度进行监测和调控，以使营业场所的温度符合常温要求。应当定期进行卫生检查，保持环境整洁。存放、陈列药品的设备应当保持清洁卫生，不得放置与销售活动无关的物品，并采取防虫、防鼠等措施，防止污染药品。药品的陈列应当符合以下要求：按剂型、用途，以及储存要求分类陈列，并设置醒目标志，类别标签字迹清晰、放置准确；药品放置于货架（柜），摆放整齐有序，避免阳光直射；处方药、非处方药分区陈列，并有处方药、非处方药专用标识；处方药不得采用开架自选的方式陈列和销售；外用药与其他药品分开摆放；拆零销售的药品集中存放于拆零专柜或者专区；第二类精神药品、毒性中药品种和罂粟壳不得陈列；冷藏药品放置在冷藏设备中，按规定对温度进行监测和记录，并保证存放温度符合要求；中药饮片柜斗谱的书写应当正名正字；装斗前应当复核，防止错斗、串斗；应当定期清斗，防止饮片生虫、发霉、变质；不同批号的饮片装斗前应当清斗并记录；经营非药品应当设置专区，与药品区域明显隔离，并有醒目标志。

企业应当定期对陈列、存放的药品进行检查，重点检查拆零药品和易变质、近效期、摆放时间较长的药品，以及中药饮片。发现有质量疑问的药品应当及时撤柜，停止销售，由质量管理人员确认和处理，并保留相关记录。

7. 销售管理 企业应当在营业场所的显著位置悬挂《药品经营许可证》《营业执照》《执业药师注册证》等。营业人员应当佩戴有照片、姓名、岗位等内容的工作牌，是执业药师和药学技术人员的，工作牌还应当标明执业资格或者药学专业技术职称。在岗执业的执业药师应当挂牌明示。

销售药品应当符合以下要求：处方经执业药师审核后方可调配；对处方所列药品不得擅自更改或者代用，对有配伍禁忌或者超剂量的处方，应当拒绝调配，但经处方医师更正或者重新签字确认的，可以调配；调配处方后经过核对方可销售；处方审核、调配、核对人员应当在处方上签字或者盖章，并按照有关规定保存处方或者其复印件；销售近效期药品应当向顾客告知有效期；销售中药饮片做到计量准确，并告知煎服方法及注意事项；提供中药饮片代煎服务，应当符合国家有关规定。

企业销售药品应当开具销售凭证，内容包括药品名称、生产厂商、数量、价格、批号、规格等，并做好销售记录。

药品拆零销售应当符合以下要求：负责拆零销售的人员经过专门培训；拆零的工作台及工具保持清洁、卫生，防止交叉污染；做好拆零销售记录，内容包括拆零起始日期、药品的通用名称、规格、批号、生产厂商、有效期、销售数量、销售日期、分拆及复核人员等；拆零销售应当使用洁净、卫生的包装，包装上注明药品名称、规格、数量、用法、用量、批号、有效期，以及药店名称等内容；提供药品说明书原件或者复印件；拆零销售期间，保留原包装和说明书。

8. 售后管理 除药品质量原因外，药品一经售出，不得退换。企业应当按照国家有关药品不良反应报告制度的规定，收集、报告药品不良反应信息；企业发现已售出药品有严重质量问题，应当及时采取措施追回药品并做好记录，同时向药品监督管理部门报告；企业应当协助药品生产企业履行召回义务，控制和收回存在安全隐患的药品，并建立药品召回记录。

三、《药品经营质量管理规范》冷藏、冷冻药品的储存与运输管理等 5 个附录内容简介

（一）附录一《冷藏、冷冻药品的储存与运输管理》

经营冷藏、冷冻药品的企业，在收货、验收、储存、养护、出库、运输等环节，应根据药品包装标示的贮藏要求，采用经过验证确认的设施设备、技术方法和操作规程，对冷藏、冷冻药品储存过程中的温湿度状况、运输过程中的温度状况，进行实时自动监测和控制，保证药品的储运环境温湿度控制在规定范围内。应当配备相应的冷藏、冷冻储运设施设备及温湿度自动检测系统，并对设施进行维护管理。

（二）附录二《药品经营企业计算机系统》

药品经营企业应当建立与经营范围和经营规模相适应的计算机系统，能够实时控制并记录药品经营各环节和质量管理全过程。

（三）附录三《温湿度自动监测》

企业应当按照《药品经营质量管理规范》的要求，在储存药品的仓库中和运输冷藏、冷冻药品的设备中配备温湿度自动监测系统。系统应当对药品储存过程的温湿度状况和冷藏、冷冻药品运输过程的温度状况进行实时自动监测和记录，有效防范储存运输过程中可能发生的影响药品质量安全的风险，确保药品质量安全。

（四）附录四《药品收货与验收》

企业应当按照国家有关法律法规及《药品经营质量管理规范》，制定药品收货与验收标准。对药品收货与验收过程中出现的不符合质量标准或疑似假、劣药的情况，应当交由质量管理部门按照有关规定进行处理，必要时上报药品监督管理部门。

（五）附录五《验证管理》

本附录适用于《药品经营质量管理规范》中涉及的验证范围与内容，包括对冷库、冷藏车、冷藏箱、保温箱，以及温湿度自动监测系统等进行验证，确认相关设施、设备及监测系统能够符合规定的设计标准和要求，并能安全、有效地正常运行和使用，确保冷藏、冷冻药品在储存、运输过程中的质量安全。

四、GSP 认证管理

《药品管理法》规定："药品监督管理部门按照规定对药品经营企业是否符合《药品经营质量管理规范》要求进行认证，对认证合格的，发给证书。"2000 年 11 月 16 日国家药品监督管理局颁布了《药品经营质量管理规范（GSP）认证管理办法（试行）》，2003 年 4 月修订完毕，于 2004 年 4 月 24 日正式印发《药品经营质量管理规范认证管理办法》，自发布之日起施行。GSP 认证是药品监督管理部门依法对药品经营企业药品经营质量管理进行监督检查的一种手段，是对药品经营企业实施《药品经营质量管理规范》情况的检查、评价并决定是否发给认证证书的监督管理过程。新开办的药品批发企业和药品零售企业，应当自取得《药品经营许可证》之日起 30 日内申请 GSP 认证。

（一）GSP 认证管理部门

1. 国家食品药品监督管理局 负责全国 GSP 认证工作统一领导和监督管理；负责现国家认证认可监督管理部门在 GSP 认证方面的工作协调；负责国际间药品经营质量管理认证领域的互认工作。制定《GSP 认证现场检查评定标准》《GSP 认证现场检查项目》和《GSP 认证现场检查工作程序》。

2. 国家食品药品监督管理局药品认证管理中心 负责实施国家食品药品监督管理局组织的有关 GSP 认证的监督检查；负责对省、自治区、直辖市 GSP 认证机构进行技术指导。

3. 省、自治区、直辖市药品监督管理部门 负责组织本地区药品经营企业的 GSP 认证；按规定建立 GSP 认证检查员库，并制定适应本地区认证管理需要的规章制度和工作程序；在本地区设置 GSP 认证机构，承担 GSP 认证工作。

（二）认证机构与认证检查员

1. GSP 认证机构 须经本地区省、自治区、直辖市药品监督管理部门授权后方可从事 GSP 认证工作，GSP 认证机构不得从事与《药品经营质量管理规范》相关的咨询活动。

2.GSP 认证检查员 是在 GSP 认证工作中专职或兼职从事认证现场检查的人员。具有大专以上学历或中级以上专业技术职称，并从事 5 年以上药品监督管理工作或者药品经营质量管理工作。省、自治区、直辖市药品监督管理部门负责选派本地区符合条件的人员，参加由国家食品药品监督管理局组织的培训和考试。考试合格的可列入本地区认证检查员库。

（三）GSP 认证申请与审批流程

GSP 认证申请与审批的主要流程，见图 4-1。

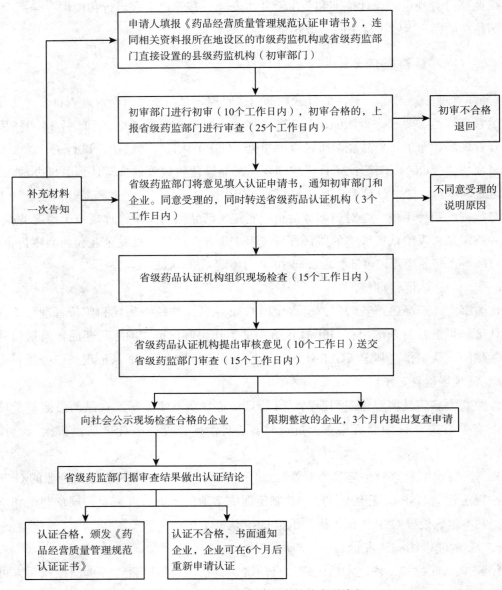

图 4-1 GSP 认证申请与审批的主要流程

（四）监督检查

各级药品监督管理部门应对认证合格的药品经营企业进行监督检查，以确认认证合格企业是否仍然符合认证标准。国家药品监督管理局对各地的 GSP 认证工作进行监督检查，必要时对企业进行实地检查。

1. 监督检查的形式 跟踪检查、日常抽查和专项检查。

（1）跟踪检查 省、自治区、直辖市药品监督管理部门应在企业认证合格后 24 个月内，组织对其认证的药品经营企业进行一次跟踪检查。检查企业质量管理的运行状况和认证检查中出现问题的整改情况。

（2）日常抽查 设区的市级药品监督管理机构或省、自治区、直辖市药品监督管理部门直接设置的县级药品监督管理机构应结合日常监督管理工作，定期对辖区内认证合格企业进行一定比例的抽查，检查企业是否能按照 GSP 的规定从事药品经营活动。

（3）专项检查 认证合格的药品经营企业在认证证书有效期内，如果改变经营规模和经营范围，或在经营场所、经营条件等方面，以及零售连锁门店数量上发生变化，省、自治区、直辖市药品监督管理部门应组织对其进行专项检查。

2. 监督检查的处罚 对监督检查中发现的不符合《药品经营质量管理规范》要求的认证合格企业，药品监督管理部门应按照《药品管理法》的规定，要求限期予以纠正或者给予行政处罚。对严重违反或屡次违反《药品经营质量管理规范》规定的企业，其所在地省、自治区、直辖市药品监督管理部门应依法撤销其 GSP 认证证书，并按规定予以公布。对撤销认证证书，以及认证证书过期失效的企业，如再次申请认证，需在撤销证书和证书失效之日起 6 个月后方可提出。

知 识 链 接

2017 年 10 月 23 日，国家食品药品监管管理总局发布《〈中华人民共和国药品管理法〉修正案（草案征求意见稿）》，取消药品生产质量管理规范认证、药品经营质量管理规范认证制度（第十条、第十六条），将第十六条第一款："药品经营企业必须按照国务院药品监督管理部门依据本法制定的《药品经营质量管理规范》经营药品。药品监督管理部门按照规定对药品经营企业是否符合《药品经营质量管理规范》的要求进行认证；对认证合格的，发给认证证书。"修改为"药品经营企业必须按照国务院药品监督管理部门依据本法制定的《药品经营质量管理规范》经营药品。"

点滴积累

1. 药品批发企业储存药品相对湿度为 35% ～ 75%；在人工作业的库房储存药品，按质量状态实行色标管理：合格药品为绿色，不合格药品为红色，待确定药品为黄色。

2. 药品零售企业药品的陈列应当符合以下要求：按剂型、用途、储存要求分类陈列；处方药、非处方药分区陈列，并有处方药、非处方药专用标识；处方药不得采用开架自选的方式陈列和销售；第二类精神药品、毒性中药品种和罂粟壳不得陈列等。

任务四 《药品流通监督管理办法》的基本内容

案例

2017 年 4 月 25 日，执法人员对内蒙某医药连锁有限公司某店进行监督检查时，发现该店未按照国家食品药品监督管理局分类管理规定的要求，凭处方销售处方药，执法人员当场下了责令改正通知书，要求立即整改。2017 年 5 月 12 日，执法人员再次对该店进行检查，发现该店未按要求进行整改。该店的行为违反了《药品流通监督管理办法》第十八条第一款规定，根据《药品流通监督管理办法》第三十八条第一款规定，给予该药店警告，责令其立即改正，并处 1000 元罚款。

问题：《药品流通监督管理办法》对处方药和非处方药的管理还有哪些规定？

1999 年 6 月 15 日，国家药品监督管理局发布了《药品流通监督管理办法（暂行）》，同年 8 月 1 日开始施行。2007 年 1 月 31 日国家食品药品监督管理局公布《药品流通监督管理办法》（以下简称《办法》），自 2007 年 5 月 1 日施行。《办法》共 5 章 47 条。

一、总则

明确了制定《办法》的目的、适用范围，明确了药品质量的责任主体、药品流通的发展方针，对药品流通实施社会监督。

1. 目的 为了加强药品监督管理，规范药品流通秩序，保证药品质量。

2. 范围 适用于在中华人民共和国境内从事药品购销及其监督管理的单位或者个人。

3. 药品质量的责任主体 药品生产、经营企业、医疗机构应对其生产、经营、使用的药品质量负责。

4. **药品流通的发展方针** 药品生产、经营企业在确保药品质量安全的前提下，应当适应现代药品流通发展方向，进行改革和创新。

5. **社会监督** 药品监督管理部门鼓励个人和组织对药品流通实施社会监督，对违反本办法的行为，任何个人和组织都有权向药品监督管理部门举报和控告。

二、药品生产、经营企业购销药品的监督管理

（一）药品生产、经营企业在购销药品时应履行的职责

1. 药品生产、经营企业对其药品购销行为负责，对其销售人员或设立的办事机构以本企业名义从事的药品购销行为承担法律责任。

2. 药品生产、经营企业应对其药品购销人员进行相关法律、法规和专业知识培训，建立培训档案；加强药品销售人员的管理，并对其销售行为做出具体的规定。

3. 药品生产企业和药品批发企业销售药品时，应提供下列资料。

（1）加盖本企业原印章的《药品生产许可证》或《药品经营许可证》和营业执照的复印件。

（2）加盖本企业原印章的所销售药品的批准证明文件复印件。

（3）销售进口药品的，按照国家有关规定提供相关证明文件。

4. 药品生产企业、药品批发企业派出人员销售药品，除提供上述资料外，还应当提供加盖本企业印章的授权书复印件；销售人员应出示授权书原件及本人身份证原件，供药品采购方核实。

5. 药品生产企业、药品批发企业销售药品时，应当开具标明供货单位名称、药品名称、生产厂商、批号、数量、价格等内容的销售凭证；药品零售企业销售药品时，应当开具药品名称、生产厂商、批号、数量、价格等内容的销售凭证。

6. 药品生产、经营企业采购药品时，应按规定索取、查验、留存供货企业有关证件、资料和销售凭证。

7. 药品零售企业应当按照国家食品药品监督管理总局药品分类管理规定的要求，凭处方销售处方药。经营处方药和甲类非处方药的药品零售企业，执业药师或其他依法资格认定的药学技术人员不在岗时，应当挂牌告知，并停止销售处方药和甲类非处方药。

8. 药品说明书要求低温、冷藏储存的药品，药品生产、经营企业应当按照有关规定，使用低温、冷藏设施设备运输和储存。

（二）药品生产、经营企业购销药品时的禁止性规定

1. 药品生产、经营企业不得在药品监督管理部门核准的地址以外的场所储存或者现货销售药品。

2. 药品生产企业只能销售本企业生产的药品，不得销售本企业受委托生产的或者他人

生产的药品。

3. 药品生产、经营企业知道或者应当知道他人从事无证生产、经营药品行为的，不得为其提供药品；不得为他人以本企业的名义经营药品提供场所，或者资质证明文件，或者票据等便利条件。

4. 不得以展示会、博览会、交易会、订货会、产品宣传会等方式现货销售药品；不得购进和销售医疗机构配制的制剂。

5. 未经药品监督管理部门审核同意，药品经营企业不得改变经营方式。

6. 药品零售企业应当按照国家食品药品监督管理总局药品分类管理规定的要求，凭处方销售处方药。经营处方药和甲类非处方药的药品零售企业，执业药师或者其他依法经资格认定的药学技术人员不在岗时，应当挂牌告知，并停止销售处方药和甲类非处方药。

7. 药品说明书要求低温、冷藏储存的药品，药品生产、经营企业应当按照有关规定，使用低温、冷藏设施设备运输和储存。

8. 药品生产、经营企业不得以搭售、买药品赠药品、买商品赠药品等方式向公众赠送处方药或者甲类非处方药；不得采用邮寄、互联网交易等方式向公众销售处方药；禁止非法收购药品。

课堂活动

药品生产、经营企业购销药品时的禁止性规定有哪些？你的购药经历中遇到过企业不遵守这些禁止性规定的情况吗？

三、医疗机构购进药品、储存药品的监督管理

（一）医疗机构购进、储存药品应履行的职责

1. 应当具有与所使用药品相适应的场所、设备、仓储设施和卫生环境，配备相应的药学技术人员，并设立药品质量管理机构或配备质量管理人员，建立药品保管制度。

2. 医疗机构购进药品时，应当按照《药品流通监督管理办法》第十二条规定，索取、查验、保存供货企业有关证件、资料、票据。

3. 必须建立并执行进货检查验收制度，并建有真实完整的药品购进记录，药品购进记录必须注明药品的通用名称、生产厂商（中药材标明产地）、剂型、规格、批号、生产日期、有效期、批准文号、供货单位、数量、价格、购进日期，药品购进记录必须保存至超过药品有效期1年，但不得少于3年。

4. 医疗机构储存药品，应当制订和执行有关药品保管、养护的制度，并采取必要的措施，保证药品质量；应当将药品与非药品分开存放；中药材、中药饮片、化学药品、中成

药应分别储存、分类存放。

（二）医疗机构购销药品时禁止的行为规定

1. 医疗机构和计划生育技术服务机构不得未经诊疗直接向患者提供药品。

2. 医疗机构不得采用邮寄、互联网交易等方式直接向公众销售处方药。

四、法律责任

1. 有下列情形之一的，责令限期改正，给予警告，逾期不改正的，处以 5000 元以上 2 万元以下的罚款：

（1）药品生产、经营企业违反《药品流通监督管理办法》第六条（药品生产、经营企业应当对其购销人员进行药品相关的法律、法规和专业知识培训，建立培训档案，培训档案中应当记录培训时间、地点、内容及接受培训的人员）规定的。

（2）药品生产、批发企业违反《药品流通监督管理办法》第十一条第一款（药品生产企业、药品批发企业销售药品时，应当开具标明供货单位名称、药品名称、生产厂商、批号、数量、价格等内容的销售凭证）规定的。

（3）药品生产、经营企业违反《药品流通监督管理办法》第十二条药品生产、经营企业采购药品时，应按《药品流通监督管理办法》第十条规定索取、查验、留存供货企业有关证件、资料，按《药品流通监督管理办法》第十一条规定索取、留存销售凭证，未按照规定留存有关资料、销售凭证的。

2. 有下列情形之一的，没收违法销售的药品和违法所得，并处违法销售的药品货值金额 2 倍以上 5 倍以下的罚款：

（1）药品生产、经营企业违反《药品流通监督管理办法》第八条规定，在经药品监督管理部门核准的地址以外的场所现货销售药品的。

（2）药品生产企业违反《药品流通监督管理办法》第九条（药品生产企业只能销售本企业生产的药品，不得销售本企业受委托生产的或者他人生产的药品）规定的。

（3）药品生产、经营企业违反《药品流通监督管理办法》第十五条（药品生产、经营企业不得以展示会、博览会、交易会、订货会、产品宣传会等方式现货销售药品）规定的。

3. 药品生产、经营企业知道或者应当知道他人从事无证生产、经营药品行为而为其提供药品的，给予警告，责令改正，并处 1 万元以下的罚款。情节严重的，处 1 万元以上 3 万元以下的罚款。

4. 违反《药品流通监督管理办法》第十八条第二款规定，药品零售企业在执业药师或者其他依法经过资格认定的药学技术人员不在岗时销售处方药或者甲类非处方药的，责令限期改正，给予警告；逾期不改正的，处以 1000 元以下的罚款。

5. 药品生产、批发企业违反《药品流通监督管理办法》第十九条规定，未在药品说明书规定的低温、冷藏条件下运输药品的，给予警告，责令限期改正。逾期不改正的，处以5000元以上2万元以下的罚款。

6. 药品生产、经营企业违反《药品流通监督管理办法》第二十条（药品生产、经营企业不得以搭售、买药品赠药品、买商品赠药品等方式向公众赠送处方药或者甲类非处方药）规定的，限期改正，给予警告。逾期不改正或者情节严重的，处以赠送药品货值金额2倍以下的罚款，但是最高不超过3万元。

7. 药品生产、经营企业违反《药品流通监督管理办法》第二十一条、医疗机构违反《药品流通监督管理办法》第二十八条规定，以邮售、互联网交易等方式直接向公众销售处方药的，责令改正，给予警告，并处销售药品货值金额2倍以下的罚款，但是最高不超过3万元。

8. 药品监督管理部门及其工作人员玩忽职守，对应当予以制止和处罚的违法行为不予制止、处罚的，对直接负责的主管人员和其他直接责任人员给予行政处分。构成犯罪的，依法追究刑事责任。

✎ 点滴积累

1. 药品生产企业只能销售本企业生产的药品，不得销售本企业受委托生产的或者他人生产的药品。

2. 不得以展示会、博览会、交易会、订货会、产品宣传等方式现货销售药品；不得购进和销售医疗机构配制的制剂。

3. 未经药品监督管理部门审核同意，药品经营企业不得改变经营方式。

4. 药品生产、经营企业不得以搭售、买药品赠药品、买商品赠药品等方式向公众赠送处方药或者甲类非处方药；不得采用邮寄、互联网交易等方式向公众销售处方药。

任务五　药品电子商务营销

📚 案例

陈某曾在某省开设过私人医疗机构。来沪后，他花了3000元找人设计了网址为 www.1hao1.com 的"好药房"网站，接着就在网上销售药品。从2007年3月起，他在网站上发布了五海瘿瘤丸、痛风定片等药品的销售信息。得到求购信息后，他就委托一家快递公司发送药品并代收货款，而快递公司定期将收取的货款汇入他指定的银行账户。因"好药房"网站没有《药品经营许可证》，某市食品药品监督管理局曾对其非法经营行为进行查处，并关闭了这家网上药店，但陈某仍通过电话联系的方式向客户出售药品，他还冒用几家医药公司之名向本市几家药房出售药品。经审计，陈某非法经营药品金额达人民币 100 多万元。近日，中级人民法院终审判决陈某因非法经营罪被判处有期徒刑 6 年，并被处以罚金人民币 5 万元。

问题：

1. 陈某销售的药品是假药吗？

2. 陈某如果想合法在网上销售药品，应具备哪些条件？

一、电子商务

电子商务（EC），是指通过使用互联网等电子工具在全球范围内进行的商务贸易活动。是以计算机网络为基础所进行的各种商务活动，包括商品和服务的提供者、广告商、消费者、中介商等有关各方行为的总和。

（一）电子商务的特点

电子商务将传统的商务流程电子化、数字化，一方面以电子流代替了实物流，大量减少了人力、物力的消耗，降低了成本；另一方面电子商务突破了时间和空间的限制，使得交易活动可以在任何时间、任何地点进行，大大提高了交易效率。但电子商务也存在一些缺陷，如因网络自身的局限性，人们无法从网上得到商品的全部信息，尤其是无法得到对商品的鲜明的直观印象，搜索功能不够完善，交易的安全性得不到保障等。

（二）电子商务的经营模式

电子商务的经营模式是指电子化企业（e-business）运用资讯科技与互联网来经营企业的方式。简略归纳出 B2B、B2C、C2B、C2C、ABC 等经营模式（A 是 Agents，代理商；B 是 Business，即企业；C 是 Customer，即客户，因为 2 的英文发音同 to，这里 2 代表的是 to）。

B2B：即 Business to Business，是企业间的网上交易，如阿里巴巴集团。

B2C：即 Business to Customs，是企业与消费者之间的交易，如京东商城、天猫商城。

C2C：即 Customs to Customs，是消费者与消费者之间的交易，如淘宝商城。

ABC（Agents、Business、Consumer）：是新型电子商务模式的一种，被誉为继阿里巴巴集团 B2B 模式、京东商城 B2C 模式、淘宝商城 C2C 模式之后电子商务界的第 4 大模式，淘众福是全球首创的电子商务 ABC 模式。

课堂活动

你平时上网购物吗？都上哪些网站购物？这些网站属于哪种经营模式？

二、互联网药品交易服务

互联网药品交易服务是指通过互联网提供药品（包括医疗器械、直接接触药品的包装材料和容器）交易服务的电子商务活动。为了加强药品监督管理，规范互联网药品交易，国家食品药品监督管理局根据《中华人民共和国药品管理法》《中华人民共和国药品管理法实施办法》及其他相关法律、法规，制定了《互联网药品交易服务审批暂行规定》，于2005年9月29日印发，自2005年12月1日起施行。在中华人民共和国境内从事互联网药品交易服务活动，必须遵守本规定。

（一）互联网药品交易服务的类型

互联网药品交易服务包括：为药品生产企业、药品经营企业和医疗机构之间的互联网药品交易提供的服务（第一类）；药品生产企业、药品批发企业通过自身网站与本企业成员之外的其他企业进行的互联网药品交易（第二类），以及向个人消费者提供的互联网药品交易服务（第三类）。

（二）互联网药品交易服务企业应具备的条件

三类提供互联网药品交易服务的企业既有共同的应具备的条件，也有各自应具备的条件，具体见表4-3。

表4-3　提供互联网药品交易服务的企业应具备的条件

交易类型		企业应具备的条件
三类互联网交易服务各应具备的条件	第一类互联网药品交易服务	依法设立的企业法人
		具有与开展业务相适应的场所、设施、设备，并具备自我管理和维护的能力
		具有保证上网交易资料和信息的合法性、真实性的完善的管理制度、设备与技术措施
		具有保证网络正常运营和日常维护的计算机专业技术人员，具有健全的企业内部管理机构和技术保障机构
		具有药学或者相关专业本科学历，熟悉药品、医疗器械相关法规的专职专业人员组成的审核部门负责网上交易的审查工作
	第二类互联网药品交易服务	具有与开展业务相适应的场所、设施、设备，并具备自我管理和维护的能力
		具有保证上网交易资料和信息的合法性、真实性的完善的管理制度、设备与技术措施
	第三类互联网药品交易服务	依法设立的药品连锁零售企业
		对上网交易的品种有完整的管理制度与措施
		具有与上网交易的品种相适应的药品配送系统
		具有执业药师负责网上实时咨询，并有保存完整咨询内容的设施、设备及相关管理制度
		从事医疗器械交易服务，应当配备拥有医疗器械相关专业学历、熟悉医疗器械相关法规的专职专业人员

续表

交易类型	企业应具备的条件
共同具备的条件	提供互联网药品交易服务的网站已获得从事互联网药品信息服务的资格
	具有健全的网络与交易安全保障措施，以及完整的管理制度
	具有完整保存交易记录的能力、设施和设备
	具备网上咨询、网上查询、生成订单、电子合同等基本交易服务功能

（三）互联网药品交易服务规定

1. 为药品生产企业、药品经营企业和医疗机构之间的互联网药品交易提供服务的企业不得参与药品生产、经营；不得与行政机关、医疗机构和药品生产经营企业存在隶属关系、产权关系和其他经济利益关系。

2. 通过自身网站与本企业成员之外的其他企业进行互联网药品交易的药品生产企业和药品批发企业只能交易本企业生产或者本企业经营的药品，不得利用自身网站提供其他互联网药品交易服务。

3. 向个人消费者提供互联网药品交易服务的企业只能在网上销售本企业经营的非处方药，不得向其他企业或者医疗机构销售药品。

4. 在互联网上进行药品交易的药品生产企业、药品经营企业和医疗机构必须通过（食品）药品监督管理部门和电信业务主管部门审核同意的互联网药品交易服务企业进行交易。参与互联网药品交易的医疗机构只能购买药品，不得上网销售药品。

5. 交易达成后，产品的配送应符合有关法律、法规的规定。零售药店网上销售药品，应有完整的配送记录；配送记录至少应包括如下内容：发货时对产品状态和时间的确认记录、交货时消费者对产品外观和包装，以及时间等内容的确认记录；配送记录应保存至产品有效期满后 1 年，但不得少于 3 年。

知 识 链 接

2017 年 11 月 14 日，国家食品药品监督管理总局办公厅发布公开征求《网络药品经营监督管理办法（征求意见稿）》意见：

《网络药品经营监督管理办法（征求意见稿）》强调按照"线上线下一致"原则，落实监管部门责任，规范互联网药品、医疗器械交易行为。规定网络药品销售者应当是取得药品生产、经营资质的药品生产、批发、零售连锁企业。网络药品销售者为药品生产、批发企业的，不得向个人消费者销售药品。网络药品销售者为药品零售连锁企业的，不得通过网络销售处方药、国家有专门管理要求的药品等。违规发布处方药信息或向个人消费者销售处方药的，责令改正，并处五千元以上二万元以下罚款。

（四）互联网药品交易服务的监督管理

《互联网药品交易服务审批暂行规定》第四条规定："从事互联网药品交易服务的企业必须经过审查验收并取得互联网药品交易服务机构资格证书。"2017年1月21日，国务院发布第三批取消39项中央指定地方实施的行政许可事项目录，其中互联网药品交易服务企业（第三方平台除外）审批被取消。取消审批后，食品药品监督管理部门应当强化"药品生产企业许可""药品批发企业许可""药品零售企业许可"，对互联网药品交易服务企业严格把关；要求建立网上信息发布系统，方便公众查询，指导公众安全用药，同时建立网上售药监测机制，加强监督检查，依法查处违法行为。

为贯彻落实《国务院关于取消一批行政许可事项的决定》的要求，做好相关事中事后监管措施的衔接工作，2017年11月1日，国家食品药品监督管理总局办公厅发布了《关于加强互联网药品医疗器械交易监管工作的通知》，主要内容如下：

1. 落实监管责任　建立完善互联网药品、医疗器械交易服务企业（第三方）监管制度，按照"线上线下一致"原则，规范互联网药品、医疗器械交易行为。各地应按属地原则将平台网站纳入省级食品药品监管部门日常监督检查范围，监督平台企业落实入驻审查、产品检查、交易数据保存、配合检查等义务和责任，及时处理违法违规行为。

2. 加大监督检查力度　各省级食品药品监管部门应将有互联网药品、医疗器械经营行为的企业列入重点检查对象，以互联网监测和投诉举报信息为重点线索，开展专项监督检查，查处利用互联网非法售药、经营医疗器械，以及提供不真实互联网药品、医疗器械信息服务等违法违规行为。

3. 强化投诉举报处理　各地食品药品监管部门要结合本地实际，广泛利用政府网站、微博、微信公众号等媒体加大网购药品、医疗器械安全等问题的警示宣传，引导公众正确消费；畅通网络、电话等投诉举报渠道，对查实的违法、违规问题依法及时处理，并及时回复举报人。

4. 严厉打击违法行为　各地食品药品监管部门应联合有关部门和单位探索建立互联网药品、医疗器械违法犯罪线索排查、违法认定、证据固定、依法查处的有效机制，继续加大对利用互联网非法制售药品、医疗器械等违法行为的打击力度。

5. 大力推进信息公开　各地食品药品监管部门对办理的行政处罚案件的信息及时公开。

6. 强化监管有效衔接　自《国务院关于取消一批行政许可事项的决定》（国发〔2017〕46号）发布之日起，总局不再受理互联网药品交易服务企业（第三方）审批的申请；发布之日前总局已受理的，将终止审批，并将申请材料退还申请人。省级食品药品监管部门应抓紧做好取消行政许可事项的衔接工作。

7. 督促监管责任落实　国家食品药品管理总局将对各省级食品药品监管部门互联网药品、医疗器械交易监管责任落实情况进行经常性检查，并公开监督结果。

📝 点滴积累

1. 向个人消费者提供互联网药品交易服务的企业只能在网上销售本企业经营的非处方药，不得向其他企业或者医疗机构销售药品。

2. 参与互联网药品交易的医疗机构只能购买药品，不得上网销售药品。

复习思考

1. 简述药品经营企业的经营方式和经营范围。

2. 简述药品批发企业办理《药品经营许可证》的程序。

3. 药品生产、经营企业购销药品时的禁止性规定有哪些？

4. 互联网药品交易服务的形式有哪几种？

5. 案例分析

2017 年 8 月 7 日，执法人员对内蒙古某药房有限公司进行监督检查时，发现"佐匹克隆片"药品共计 70 盒。该公司无法提供上述药品的合法有效的购进票据、验收记录和供货企业资质。经调查，该公司的《药品经营许可证》经营范围不包括二类精神药品，且上述药品从非法渠道购进，货值金额 2660.00 元。

根据所学的法律法规，说出你对此案的处罚结果。

扫一扫，知答案

扫一扫，看课件

项目五

医疗机构的药事管理

【学习目标】

1. 掌握医疗机构的药事管理的定义，医疗机构药品进货检查验收制度；药品购进（验收）记录；医疗机构制剂与许可证管理；医疗机构分发药品管理、处方内容、颜色、书写及处方调剂的规定。

2. 熟悉临床药学，药学服务内容。

3. 了解"医院"类别医疗机构中药制剂委托配制的管理规定。医疗机构储存药品管理规定。

任务一 医疗机构药事组织结构和人员管理

📚 案例

小李打算应聘某市医院药学部门的工作，他认为医疗机构药事管理工作主要就是核对发药，将合格的药品发放到患者手中。

讨论：

1. 小李的观点正确吗？

2. 医疗机构药事管理是指什么？

3. 医疗机构药事管理包含哪些主要内容？

一、医疗机构和医疗机构药事的概念

根据国务院发布的《医疗机构管理条例》的规定，医疗机构是以救死扶伤、防病治

病、为公民的健康服务为宗旨，依法定程序设立的从事疾病诊断、治疗活动的社会组织。

目前，我国医疗机构的类别主要有：综合医院、中医医院、中西医结合医院、专科医院、康复医院、社区卫生服务中心（站）、妇幼保健院、卫生院、疗养院、门诊部、诊所、卫生室（所）、急救中心（站）、专科疾病防治院（所、站），以及护理院（站）等医疗机构。本章讨论的医疗机构主要是指医院。

医疗机构药事，泛指在以医院为代表的医疗机构中，一切与药品和药学服务有关的事务。包括医疗机构中药品的监督管理、采购供应、储存保管、调剂制剂、质量管理、临床应用、经济核算、临床药学、药学情报服务和教学科研；药学部门内部的组织结构、人员配备、设施设备、规章制度；药学部门与外部的沟通联系、信息交流等一切与药品和药学服务有关的事务。

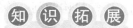

医疗机构的类别

2000 年 2 月，国务院办公厅转发国务院体改办等八个部门《关于城镇医药卫生体制改革的指导意见》，提出建立新的医疗机构分类管理制度。将医疗机构分为非营利性和营利性两类进行管理。非营利性医疗机构在医疗服务体系中占主导地位，享受相应的税收优惠政策。政府举办的非营利性医疗机构由同级财政给予合理补助，并按扣除财政补助和药品差价收入后的成本制定医疗服务价格；其他非营利性医疗机构不享受政府补助，医疗服务价格执行政府指导价。卫生、财政等部门要加强对非营利性医疗机构的财务监督管理。营利性医疗机构医疗服务价格放开，依法自主经营，照章纳税。

二、医疗机构药事管理的概念

2011 年 1 月，卫生部、国家中医药管理局和总后勤部卫生部共同对《医疗机构药事管理暂行规定》进行了修订，制定了《医疗机构药事管理规定》。规定提出，医疗机构药事管理，是指医疗机构以病人为中心，以临床药学为基础，对临床用药全过程进行有效的组织实施与管理，促进临床科学、合理用药的药学技术服务和相关的药品管理工作。

传统的医疗机构药事管理主要是药品的管理，即药品采购、储存、配制、检验、分发的管理，以及药品的经济管理等。随着我国医药卫生事业的发展，医疗机构药事管理的重心已经逐步由对物的管理转向以"患者为中心"，保证患者安全、有效、合理的药事管理。

课堂活动

医疗机构药事与医疗机构药事管理是一回事吗?

三、医疗机构药事管理的主要内容

医疗机构药事管理是由若干相互联系、相互制约的部门管理和药学专业管理构成的一个相对完整的管理系统,具有专业技术性、政策法规性和技术服务性等特点。主要包括以下几个方面的内容。

1. 组织机构管理 针对包括医疗机构药事管理组织和药学部门的组织体制、人员配备和职责范围等方面的管理。

2. 业务技术管理 包括药品的采购、储存、供应管理,药品调剂、医疗机构制剂、静脉用药调配管理,临床药学服务和科研教学管理等。

3. 药品质量管理 包括购进药品和医疗机构制剂的质量管理。按照相关法律、法规对购进的药品进行质量验收和科学库存保管,对医疗机构制剂的生产进行质量控制和质量检验,以确保向患者供应质量合格的药品。

4. 药品信息管理 获取、分析和发布药物信息,开展药学情报服务,为临床提供用药咨询服务,促进合理用药。

5. 药品经济管理 利用药物经济学的原理,结合药品的临床应用情况,开展用药的经济分析和评价,评估临床药物使用的合理性、经济性,提高临床合理用药的水平。在保证质量和服务的前提下,控制药品采购成本和库存量,降低药物治疗费用支出。

6. 人员管理 对医院药学技术人员的培养和教育,以及对医务人员进行与药事管理有关的教育和培训等。

7. 药事法规、制度管理 国家和政府相关管理部门针对医疗机构药事管理工作制定、颁布了一系列的法规和政策。医疗机构应当根据国家的有关法规,结合自身实际情况,制定、修改药学部门内部管理的各项规章制度,并加以贯彻执行,从而规范医疗机构药事管理工作和药学人员的从业行为。

点滴积累

1. 医疗机构药事管理,是指医疗机构以病人为中心,以临床药学为基础,对临床用药全过程进行有效的组织实施与管理,促进临床科学、合理用药的药学技术服务和相关的药品管理工作。

2. 医疗机构药事管理有组织机构管理、业务技术管理、药品质量管理、药品信息管理、药品经济管理、人员管理和药事法规、制度管理。

任务二 医疗机构调剂工作过程

📖 案例：

患者李某到医院就诊，医生诊断后为其开具了处方，该处方中的几种药品均是用代码来表示的。李某拿着该处方到医院外的药店购买处方上的药品，药店的工作人员表示看不懂这些代码代表何种药品。李某只得返回医院，拿着这张神秘的代码处方到该医院内的药房去交费取药。医院药房的工作人员按照处方上的代码，顺利地为张某取了药品。

据调查这家医院使用代码为患者开具处方已经有一段时间了，其目的主要是为了防止患者拿着医院开具的处方到医院外的药店自行购药。

讨论：

1. 医疗机构是否可以限制门诊就诊人员持处方到药品零售企业购药？

2. 医疗机构开具代码处方的行为应如何处理？依据是什么？

调剂处方是医疗机构药事活动的重要环节，是医疗机构药学部（药剂科）的常规工作之一，涉及药品调剂、咨询服务、用药指导、药学服务等多方面内容。通过调剂工作，药师直接面向患者和临床，为其提供服务。正确的处方审核、调配、复核和发药，并提供用药指导是对药物治疗最基础的保证，是药师所有工作中最重要的内容。

一、处方和处方管理

（一）处方的定义

《处方管理办法》（卫生部令第53号）第二条规定："本办法所称处方，是指由注册的执业医师和执业助理医师（以下简称医师）在诊疗活动中为患者开具的、由取得药学专业技术职务任职资格的药学专业技术人员（以下简称药师）审核、调配、核对，并作为患者用药凭证的医疗文书。处方包括医疗机构病区用药医嘱单。"

医院涉及的处方主要有两类。

法定处方：主要指《中华人民共和国药典》等国家药品标准收载的处方，具有法律约束力。

医师处方：指医师为患者诊断、治疗和预防用药所开具的处方。

（二）处方标准

处方标准由卫生部门统一规定，处方格式由省、自治区、直辖市卫生行政部门统一制定，处方由医疗机构按照规定的标准和格式印刷。

1.处方内容 处方由前记、正文和后记三个部分组成。

（1）前记 包括医疗机构名称、患者姓名、性别、年龄、门诊或住院病历号，科别或病区和床位号、临床诊断、开具日期等，可添列特殊要求的项目。麻醉药品和第一类精神药品处方还包括患者身份证明编号，代办人姓名、身份证明编号。

（2）正文 以 Rp 或 R（拉丁文 Recipe "请取" 的缩写）标示，分列药品名称、剂型、规格、数量、用法用量。此部分是处方的核心内容，直接关系到患者用药安全、有效。

（3）后记 医师签名或者加盖专用签章，药品金额及审核、调配、核对、发药药师签名或者加盖专用签章。

2.处方颜色 普通处方的印刷用纸为白色；急诊处方印刷用纸为淡黄色，右上角标注"急诊"；儿科处方印刷用纸为淡绿色，右上角标注"儿科"；麻醉药品和第一类精神药品处方印刷用纸为淡红色，右上角标注"麻、精一"；第二类精神药品处方印刷用纸为白色，右上角标注"精二"。

（三）处方权限

1.经注册的执业医师在执业地点取得相应的处方权。经注册的执业助理医师在医疗机构开具的处方，应当经所在执业地点执业医师签名或加盖专用签章后方有效。

2.经注册的执业助理医师在乡、民族乡、镇、村的医疗机构独立从事一般的执业活动，可以在注册的执业地点取得相应的处方权。

3.医师应当在注册的医疗机构签名留样或者专用签章备案后，方可开具处方。

4.医疗机构应当按照有关规定，对本机构执业医师和药师进行麻醉药品和精神药品使用知识和规范化管理的培训。执业医师经考核合格后取得麻醉药品和第一类精神药品的处方权，药师经考核合格后取得麻醉药品和第一类精神药品调剂资格。医师取得麻醉药品和第一类精神药品处方权后，方可在本机构开具麻醉药品和第一类精神药品处方，但不得为自己开具该类药品处方。药师取得麻醉药品和第一类精神药品调剂资格后，方可在本机构调剂麻醉药品和第一类精神药品。

5.试用期人员开具处方，应当经所在医疗机构有处方权的执业医师审核，并签名或加盖专用签章后方有效。

6.进修医师由接收进修的医疗机构对其胜任本专业工作的实际情况进行认定后授予相应的处方权。

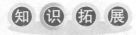

《处方管理办法》第 7 条 药品剂量与数量用阿拉伯数字书写。剂量应当使

用法定剂量单位：重量以克（g）、毫克（mg）、微克（μg）、纳克（ng）为单位；容量以升（L）、毫升（mL）为单位；国际单位（IU）、单位（U）；中药饮片以克（g）为单位。

片剂、丸剂、胶囊剂、颗粒剂分别以片、丸、粒、袋为单位；溶液剂以支、瓶为单位；软膏及乳膏剂以支、盒为单位；注射剂以支、瓶为单位，应当注明含量；中药饮片以剂为单位。

（四）处方书写的规则

处方书写应当符合下列规则：

1. 患者一般情况、临床诊断填写清晰、完整，并与病历记载相一致。

2. 每张处方限于一名患者的用药。

3. 字迹清楚，不得涂改；如需修改，应当在修改处签名并注明修改日期。

4. 药品名称应当使用规范的中文名称书写，没有中文名称的可以使用规范的英文名称书写；医疗机构或者医师、药师不得自行编制药品缩写名称或者使用代号；书写药品名称、剂量、规格、用法、用量要准确规范，药品用法可用规范的中文、英文、拉丁文或者缩写体书写，但不得使用"遵医嘱""自用"等含糊不清字句。

5. 患者年龄应当填写实足年龄，新生儿、婴幼儿写日、月龄，必要时要注明体重。

6. 西药和中成药可以分别开具处方或开具一张处方，中药饮片应当单独开具处方。

7. 开具西药、中成药处方，每一种药品应当另起一行，每张处方不得超过5种药品。

8. 中药饮片处方的书写，一般应当按照"君、臣、佐、使"的顺序排列；调剂、煎煮的特殊要求注明在药品右上方，并加括号，如布包、先煎、后下等；对饮片的产地、炮制有特殊要求的，应当在药品名称之前写明。

9. 药品用法用量应当按照药品说明书规定的常规用法用量使用，特殊情况需要超剂量使用时，应当注明原因并再次签名。

10. 除特殊情况外，应当注明临床诊断。

11. 开具处方后的空白处画一斜线以示处方完毕。

12. 处方医师的签名式样和专用签章应当与院内药学部门留样备查的式样相一致，不得任意改动，否则应当重新登记留样备案。

（五）处方的有效期和限量规定

处方开具当日有效。特殊情况下需延长有效期的，由开具处方的医师注明有效期限，但有效期最长不得超过3天。

1. 处方一般不得超过7日用量；急诊处方一般不得超过3日用量；对于某些慢性病、老年病或特殊情况，处方用量可适当延长，但医师应当注明理由。

2. 为门（急）诊患者开具的麻醉药品注射剂，每张处方为一次常用量；控缓释制剂，每张处方不得超过 7 日常用量；其他剂型，每张处方不得超过 3 日常用量。

第一类精神药品注射剂，每张处方为一次常用量；控缓释制剂，每张处方不得超过 7 日常用量；其他剂型，每张处方不得超过 3 日常用量。哌甲酯用于治疗儿童多动症时，每张处方不得超过 15 日常用量。

第二类精神药品一般每张处方不得超过 7 日常用量；对于慢性病或某些特殊情况的患者，处方用量可以适当延长，医师应当注明理由。

3. 门（急）诊癌症疼痛患者和中、重度慢性疼痛患者开具的麻醉药品、第一类精神药品注射剂，每张处方不得超过 3 日常用量；控缓释制剂，每张处方不得超过 15 日常用量；其他剂型，每张处方不得超过 7 日常用量。

4. 为住院患者开具的麻醉药品和第一类精神药品处方应当逐日开具，每张处方为一日常用量。

5. 对于需要特别加强管制的麻醉药品，盐酸二氢埃托啡处方为一次常用量，仅限于二级以上医院内使用；盐酸哌替啶处方为一次常用量，仅限于医疗机构内使用。

6. 医疗机构应当要求长期使用麻醉药品和第一类精神药品的门（急）诊癌症患者和中、重度慢性疼痛患者，每 3 个月复诊或者随诊一次。

（六）处方的保存

医师利用计算机开具、传递普通处方时，应当同时打印出纸质处方，其格式与手写处方一致；打印的纸质处方经签名或者加盖签章后有效。药师核发药品时，应当核对打印的纸质处方，无误后发给药品，并将打印的纸质处方与计算机传递处方同时收存备查。

处方由调剂处方药品的医疗机构妥善保存。普通处方、急诊处方、儿科处方保存期限为 1 年，医疗用毒性药品、第二类精神药品处方保存期限为 2 年，麻醉药品和第一类精神药品处方保存期限为 3 年。

处方保存期满后，经医疗机构主要负责人批准、登记备案，方可销毁。

医疗机构应当根据麻醉药品和精神药品处方开具情况，按照麻醉药品和精神药品品种、规格对其消耗量进行专册登记，登记内容包括发药日期、患者姓名、用药数量。专册保存期限为 3 年。

二、处方调剂和审核管理

（一）药品调剂

药品调剂俗称配药、配方、发药，又称调配处方。药品调剂工作是医院药学部门的重要组成部分，是集专业性、技术性、管理性、法律性、事务性和经济性为一体的活动过程，也是药剂人员、医护人员、患者协同活动的过程。

（二）调剂人员的资格要求

医疗机构审核和调配处方的药剂人员必须是依法经资格认定的药学技术人员。取得药学专业技术职务任职资格的人员方可从事处方调剂工作。具有药师以上专业技术职务任职资格的人员负责处方审核、评估、核对、发药，以及安全用药指导；药士从事处方调配工作。

对于麻醉药品和第一类精神药品的调剂，医疗机构应当对本机构药师进行麻醉药品和第一类精神药品使用知识和规范化管理的培训，药师经考核合格后取得麻醉药品和第一类精神药品调剂资格，方可在本机构调剂麻醉药品和第一类精神药品。

（三）调剂工作的流程

调剂工作是一个过程，其具体流程如图 5-1 所示。

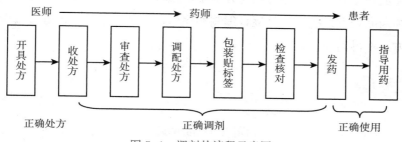

图 5-1　调剂的流程示意图

在处方调剂中，药剂人员完成的主要技术环节包括以下 6 个步骤：

1.收方　指调剂人员从患者处接受处方或从医护人员处接受请领单。

2.审方　药师着重审查处方前记、正文和后记书写是否清晰、完整，并确认处方的合法性。

3.调配处方　根据审查后的正确处方调配药品或取出药品。

4.包装与贴标签　正确书写药袋或粘贴标签，注明患者姓名和药品的用法、用量等内容。

5.核对处方　仔细核对处方与调配的药品是否一致，防止差错。

6.发药并指导用药　是指将调配好并已核对过的药品发给患者的过程。发药时应核对患者姓名，确认无误后将处方中药品逐个发给患者并说明用法、用量和注意事项等。

（四）处方审核

在处方调配过程中，最关键的步骤是药师对处方的核查。审核内容包括：

1.规定必须做皮试的药品，处方医师是否注明过敏试验及结果的判定。

2.处方用药与临床诊断的相符性。

3.剂量、用法的正确性。

4.选用剂型与给药途径的合理性。

5.是否有重复给药现象。

6.是否有潜在临床意义的药物相互作用和配伍禁忌。

7.其他用药不适宜情况。

药师经处方审核后，认为存在用药不适宜时，应当告知处方医师，请其确认或者重新开具处方。药师发现严重不合理用药或者用药错误，应当拒绝调剂，及时告知处方医师，并应当记录，按照有关规定报告。

药师调剂处方时必须做到"四查十对"：查处方，对科别、姓名、年龄；查药品，对药名、剂型、规格、数量；查配伍禁忌，对药品性状、用法用量；查用药合理性，对临床诊断。

药师在完成处方调剂后，还须在处方上签名或者加盖专用签章。药师应当对麻醉药品和第一类精神药品处方，按年月日逐日编制顺序号。药师对于不规范处方或者不能判定其合法性的处方，不得调剂。

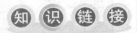

药品单位剂量调剂

单位剂量调剂，又称单元调剂（unit dose dispensing，UDD），即调剂人员把住院患者所需服用的各种固体药品，按单位剂量（如每1片、每1粒）用铝箔或塑膜单独包装后密封（常见的联用药品可以一起包装），包装上面标有药名、剂量等，便于药师、护士及患者自己进行核对，避免了过去发给患者散片无法识别、无法核对的缺点。方便患者服用，防止服错药或重复服药，重新包装也提高了药品的稳定性，保证药品使用的正确性、安全性和经济性。美国自20世纪60年代起，开始采用单位剂量调剂。目前，我国的《医疗机构药事管理规定》第二十九条规定，住院（病房）药品调剂室对口服制剂药品实行单剂量调剂配发。

三、处方点评

为规范医院处方点评工作，提高处方质量，促进合理用药，保障医疗安全，2010年2月10日，卫生部组织制定并印发《医院处方点评管理规范（试行）》。要求各级医院按照规范，建立健全系统化、标准化和持续改进的处方点评制度，开展处方点评工作。

（一）处方点评

处方点评是根据相关法规、技术规范，对处方书写的规范性及药物临床使用的适宜性（用药适应证、药物选择、给药途径、用法用量、药物相互作用、配伍禁忌等）进行评价，发现存在或潜在的问题，制定并实施干预和改进措施，促进临床药物合理应用的过程。处方点评是医院持续医疗质量改进和药品临床应用管理的重要组成部分，是提高临床药物治疗学水平的重要手段。

（二）处方点评的实施

1. 医院药学部门应当会同医疗管理部门，根据医院诊疗科目、科室设置、技术水平、诊疗量等实际情况，确定具体抽样方法和抽样率，其中门急诊处方的抽样率不应少于总处方量的1‰，且每月点评处方绝对数不应少于100张；病房（区）医嘱单的抽样率（按出院病历数计）不应少于1%，且每月点评出院病历绝对数不应少于30份。

2. 医院处方点评小组应当按照确定的处方抽样方法随机抽取处方，并按照《处方点评工作表》对门急诊处方进行点评；病房（区）用药医嘱的点评应当以患者住院病历为依据，实施综合点评，点评表格由医院根据本院实际情况自行制定。

3. 三级以上医院应当逐步建立健全专项处方点评制度。专项处方点评是医院根据药事管理和药物临床应用管理的现状和存在的问题，确定点评的范围和内容，对特定的药物或特定疾病的药物（如国家基本药物、血液制品、中药注射剂、肠外营养制剂、抗菌药物、辅助治疗药物、激素等临床使用及超说明书用药、肿瘤患者和围手术期用药等）使用情况进行的处方点评。

（三）处方点评的结果

处方点评结果分为合理处方和不合理处方。不合理处方包括不规范处方、用药不适宜处方及超常处方。

四、违反处方管理和调剂要求的法律责任

1. 使用未取得药学专业技术职务任职资格的人员从事处方调剂工作的：由县级以上卫生行政部门责令限期改正，并可处5000元以下的罚款；情节严重的，吊销其《医疗机构执业许可证》。

2. 医疗机构未按照规定保管麻醉药品和精神药品处方或者未按照规定进行专册登记的，由设区的市级卫生行政部门责令限期改正，给予警告；逾期不改正的，处5000元以上1万元以下的罚款；情节严重的，吊销其印鉴卡；对直接负责的主管人员和其他直接责任人员，依法给予降级、撤职、开除的处方。

3. 药师未按照规定调剂麻醉药品、精神药品处方的：由县级以上卫生行政部门按照《麻醉药品和精神药品管理条例》（国务院令第442号）第73条规定予以处罚。情节严重

的，吊销其执业证书。

4.药师未按照规定调剂处方药品，情节严重的，由县级以上卫生行政部门责令改正、通报批评，给予警告；并由所在医疗机构或者其上级单位给予纪律处分。

📝 **点滴积累**

1.处方是指由注册的执业医师和执业助理医师（以下简称医师）在诊疗活动中为患者开具的、由取得药学专业技术职务任职资格的药学专业技术人员审核、调配、核对，并作为患者用药凭证的医疗文书。处方包括医疗机构病区用药医嘱单。

2.处方的开具、调剂和审核有其相关的管理规定。

任务三 医疗机构制剂的管理规定

📖 **案例**

某县食品药品监督管理局接到群众举报，称李某在自己开的个体诊所里私自配置制剂，执法人员遂对其个体诊所进行了检查。检查发现李某的个体诊所是合法的，持有《医疗机构执业许可证》，但未取得《医疗机构制剂许可证》，私自配制制剂"止痛丸"30瓶，已经使用20瓶，每瓶售价40元。该县食品药品监督管理局的执法人员认为李某的行为违反了《药品管理法》第二十三条的规定，应当依照《药品管理法》第七十二条的规定予以处罚。

讨论：

1.什么是医疗机构制剂？

2.医疗机构制剂有什么特点？

3.食品药品监督管理局的处罚正确吗？

一、医疗机构制剂的定义与特征

《医疗机构制剂注册管理办法（试行）》（局令第20号）第3条规定："医疗机构制剂，是指医疗机构根据本单位临床需要经批准而配制、自用的固定处方制剂。医疗机构配制的制剂，应当是市场上没有供应的品种。"

医疗机构制剂具有以下特征：

1.双证管理 医疗机构获得《医疗机构制剂许可证》后，取得配制制剂资格；如果要进行某种制剂的配制，必须取得相应制剂的批准文号。

2. 品种补缺 医疗机构仅限于临床需要而市场上没有供应的品种，以方便临床使用，弥补市场供应不足。

3. 医院自用为主 医疗机构制剂凭执业医师或者执业助理医师的处方在本单位内部使用，并与《医疗机构制剂许可证》所载明的诊疗范围一致。不得在市场上销售或者变相销售，不得发布医疗机构制剂广告。特殊情况下，经国务院或省级药品监督管理部门批准，可在指定的医疗机构之间调剂使用。

4. 药剂科自配 医疗机构制剂只能由医院的药学部门配制，其他科室不得配制供应制剂。

5. 质量检验合格 医疗机构制剂需按要求进行质量检验，质量检验一般由医疗机构的药检室负责，检验合格后，凭医师处方使用。

二、《医疗机构制剂许可证》的管理

（一）核发

医疗机构配制制剂，须经所在地省级人民政府卫生行政部门审核同意，由省级药品监督管理部门批准，验收合格的，发给《医疗机构制剂许可证》。无《医疗机构制剂许可证》的，不得配制制剂。

《医疗机构制剂许可证》是医疗机构配制制剂的法定凭证，应当载明证号、医疗机构名称、医疗机构类别、法定代表人、制剂室负责人、配制范围、注册地址、配制地址、发证机关、发证日期、有效期限等项目。其中由食品药品监督管理部门核准的许可事项为：制剂室负责人、配制地址、配制范围、有效期限。证号和配制范围按国家食品药品监督管理总局规定的编号方法和制剂类别编写。《医疗机构制剂许可证》分正本和副本。正、副本具有同等法律效力，有效期为5年。

（二）变更

《医疗机构制剂许可证》变更分为许可事项变更和登记事项变更。许可事项变更是指制剂室负责人、配制地址、配制范围的变更。登记事项变更是指医疗机构名称、医疗机构类别、法定代表人、注册地址等事项的变更。

医疗机构变更《医疗机构制剂许可证》许可事项的，在许可事项发生变更前30日，向原审核、批准机关申请变更登记。原发证机关应当自收到变更申请之日起15个工作日内做出准予变更或者不予变更的决定。医疗机构增加配制范围或者改变配制地址的，应当经省、自治区、直辖市食品药品监督管理部门验收合格后，依照规定办理《医疗机构制剂许可证》变更登记。

医疗机构变更登记事项的，应当在有关部门核准变更后30日内，向原发证机关申请

《医疗机构制剂许可证》变更登记，原发证机关应当在收到变更申请之日起 15 个工作日内办理变更手续。

（三）换发

《医疗机构制剂许可证》应当标明有效期，有效期为 5 年，到期重新审查发证。有效期届满，需要继续配制制剂的，医疗机构应当在有效期届满前 6 个月，向所在地省级药品监督管理部门提出换证申请。

（四）缴销

医疗机构终止配制制剂或者关闭的，由原发证机关缴销《医疗机构制剂许可证》，同时报国家食品药品监督管理总局备案。

（五）补发

遗失《医疗机构制剂许可证》的，持证单位应当在原发证机关指定的媒体上登载遗失声明并同时向原发证机关申请补发。遗失声明登载满 1 个月后原发证机关在 10 个工作日内补发《医疗机构制剂许可证》。

三、"医院"类别医疗机构中药制剂委托配制的管理

（一）中药制剂委托配制的条件

经省、自治区、直辖市药品监督管理部门批准，具有《医疗机构制剂许可证》且取得制剂批准文号，并属于"医院"类别的医疗机构的中药制剂，可以委托本省、自治区、直辖市内取得《医疗机构制剂许可证》的医疗机构或者取得《药品生产质量管理规范》认证证书的药品生产企业配制制剂。委托配制的制剂剂型应当与受托方持有的《医疗机构制剂许可证》或者《药品生产质量管理规范》认证证书所载明的范围一致。

未取得《医疗机构制剂许可证》的"医院"类别的医疗机构，在申请中药制剂批准文号时申请委托配制的，应当按照《医疗机构制剂注册管理办法》的相关规定办理。

（二）中药制剂委托配制的申请

委托方按照规定向所在地省、自治区、直辖市药品监督管理部门提交中药制剂委托配制的以下申请材料：

1. 《医疗机构中药制剂委托配制申请表》。

2. 委托方的《医疗机构制剂许可证》、制剂批准证明文件复印件。

3. 受托方的《药品生产许可证》《药品生产质量管理规范》认证证书或者《医疗机构制剂许可证》复印件。

4. 委托配制的制剂质量标准、配制工艺。

5. 委托配制的制剂原最小包装、标签和使用说明书实样。

6. 委托配制的制剂拟采用的包装、标签和说明书式样及色标。

7.委托配制合同。

8.受托方所在地设区的市级药品监督管理机构组织对受托方技术人员，厂房（制剂室）、设施、设备等生产条件和能力，以及质检机构、检测设备等质量保证体系考核的意见。

未经批准擅自委托或者接受委托配制制剂的，对委托方和受托方均依照《药品管理法》第72条的规定给予处罚。

四、医疗机构制剂批准文号

制剂批准文号为医疗机构制剂配制资格的合法证明文件。医疗机构制剂批准文号的格式为：X药制字H（Z）+4位年号+4位流水号（X为省、自治区、直辖市简称，H为化学制剂，Z为中药制剂）

1.医疗机构制剂批准文号的有效期为3年。有效期届满需要继续配制的，申请人应当在有效期届满前3个月按照原申请配制程序提出再注册申请，报送有关资料。

2.新出台的《中医药法》规定，医疗机构配制中药制剂，应当按照《中华人民共和国药品管理法》的规定取得《医疗机构制剂许可证》或者委托取得《药品生产许可证》的药品生产企业，取得医疗机构制剂许可证的其他医疗机构配制中药制剂。委托配制中药制剂，应当向所在地省、自治区、直辖市人民政府药品监督管理部门备案。

3.医疗机构的中药制剂品种，应当依法取得制剂批准文号。但是，仅应用传统工艺配制的中药制剂品种，向医疗机构所在地省、自治区、直辖市人民政府药品监督管理部门备案后即可配制，不需要取得制剂批准文号。

📝 点滴积累

1.医疗机构制剂一般只能在本医院自用，不得调剂使用。特殊情况下，经国务院或者省级药品监督管理部门批准，医疗机构配制的制剂可以在规定的期限内、在指定的医疗机构之间调剂使用。

2.取得制剂批准文号的医疗机构应当对调剂使用的医疗机构制剂的质量负责。

任务四 临床药学相关知识

📚 案例：

李大爷今年70岁，1天前不小心受凉出现发热、头痛、咳嗽等症状。去医院检查，血常规正常、胸部X线片提示两肺未见明显异常。医生嘱咐其多喝水、注意休息，不用服药。但大爷觉得不舒服便擅自服用了家庭药箱中剩余的复方氨酚烷胺胶囊。

讨论：

1. 这位大爷用药存在什么样的问题？

2. 日常生活中患者怎样才能做到合理用药？

一、临床药学的概念

临床药学是研究药物防病治疗的合理性和有效性的药学学科。它主要内容是研究药物在人体内代谢过程中发挥最高疗效的理论与方法。它侧重于药物和人的关系，直接涉及药物本身，用药对象和给药方式，因此也直接涉及医疗质量。

二、医疗机构临床合理用药

（一）合理用药的概念

合理用药概念起源于合理治疗学。20世纪50年代以前，医师主要以个人经验开具处方，进行临床药物治疗，由此造成众多的医源性和药源性危害。特别是人类经历几期惨重的药品不良反应事件后，合理用药的观念逐步成为医学界和药学界的共识，随着药物动力学和药效动力学的发展及药物经济学概念的提出，各国政府和专业人士普遍认可安全、有效、适当和经济是合理用药的目标。

20世纪90年代以来，国际药学会的专家已就合理用药问题达成共识，给合理用药赋予了更科学、完善的定义。合理用药是指以当代药物和疾病的系统知识和理论为基础，使药物治疗达到安全、有效、经济、适当的基本要求。从用药的结果考虑，合理用药应当包括"安全、有效、经济"三大要素。安全、有效强调以最小的治疗风险获得尽可能大的治疗效益；而经济则强调以尽可能低的治疗成本取得尽可能好的治疗效果，合理使用有限的医疗卫生资源，减轻病人及社会的经济负担。

（二）合理用药的管理

国家应进一步完善有关药品管理的法律法规，加强药品信息管理，保证其内容的科学性；面向大众进行合理用药宣传，提高全民合理用药意识；推行并实施国家基本药物制度，制定《国家基本药物目录》，各级医疗机构必须使用基本药物诊疗疾病；制定并实施药物临床应用指南，提倡规范化用药，组织各方专家制定并发布的《抗菌药物临床应用指导原则》《麻醉药品临床应用指导原则》《精神药品临床应用指导原则》等。

三、医疗机构药学服务

药学服务是指药师应用药学专业技术知识直接向公众（包括医护人员、患者及家属）提供与药物应用有关的各种服务。药学服务作为医疗服务的一部分，具有重要地位。

现代药学的发展历程主要经历了三个阶段：即传统的药品供应为中心的阶段；参与临床用药实践，促进合理用药为主的临床药学阶段；更高层次的以患者为中心，改善患者生命质量的药学服务阶段。药学服务的变化反映了现代医药学服务模式和健康理念，体现"以人为本"的宗旨，是时代进步赋予药师的使命，同时也是科学发展和药学技术进步的结果。

药学服务的对象是广大公众，包括患者及家属、医护人员和卫生工作者、药品消费者和健康人群。

药学服务的主要实施内容包含患者用药相关的全部需求，即与药品相关的全部工作，包括处方审核、调剂、点评，积极参与基本的预防、治疗和保健；参与临床治疗药物，治疗药物监测，进行药物研究与评价，开展药物经济学研究，药学信息资料的收集，药品不良反应监测与报告，提供用药咨询、指导，帮助患者合理用药等。

课堂提问

药学服务的主要对象是患者，对吗？

点滴积累

临床药学是研究药物防病治疗的合理性和有效性的药学学科。它主要内容是研究药物在人体内代谢过程中发挥最高疗效的理论与方法。

任务五　医疗机构药品采购与储存管理

案例

王某是某医疗机构新进人员，主要负责药品的采购和保管工作。但是王某对医疗机构药品的采购流程、采购要求、采购的相关制度及药品的保管注意事项不甚清楚，不知道如何开展工作。

讨论：

1. 医疗机构采购药品有什么具体要求？

2. 在药品采购和储存中需要遵循的法律法规有哪些？

一、药品采购管理

医疗机构药品采购管理主要是指对医疗机构医疗、科研所需药品的供应渠道、采购程序及方式、采购计划及文件的综合管理。

（一）实施药品采购管理的原因

医疗机构使用的药品，除了小部分是自配制剂外，绝大部分是从市场上购进的。采购合格药品是医疗机构药品管理的首要环节，因此，医疗机构应建立健全药品采购管理制度，在采购中加强计划性，确保进货渠道的合法性以及药品质量的可靠性，严格执行药品采购的相关规定。

（二）医疗机构采购药品的具体要求

1.药品采购部门和品种限制　医疗机构临床使用的药品应当由药学部门统一采购供应，禁止医疗机构其他科室和医务人员自行采购。

医疗机构应当按照经药品监督管理部门批准并公布的药品通用名称购进药品。同一通用名称药品的品种，注射剂型和口服剂型各不得超过2种，处方组成类同的复方制剂1～2种。因特殊诊疗需要使用其他剂型和剂量规格药品的情况除外。即按照规定，医院除特殊情况外，每一个通用名药品品牌不能超过两个，只允许同一药品、两种规格的存在。对于医疗机构采购品种的限制，称之为"一品两规"，正因如此，医疗机构应当加强对购进药品品种的管理，选择优质优价的药品。

2.公立医院药品集中采购　医疗机构用药具有品种多、规格全、周转快等特点，为了体现市场经济的公平竞争，在保证药品质量的前提下，获得价格合理的药品。我国医疗机构药品的采购方式公立医院实施的药品集中采购。2015年2月9日国务院办公厅发布《关于完善公立医院药品集中采购工作指导意见》（国办发〔2015〕7号）提出："坚持以省（区、市）为单位的网上药品集中采购方向，实行一个平台、上下联动、公开透明、分类采购，采取招生产企业、招采合一、量价挂钩、双信封制、全程监控等措施，加强药品采购全过程综合监管，切实保障药品质量和供应。"卫生计划生育委员会随后进一步细化了公立医院集中采购相关措施，发布了《关于落实完善公立医院药品采购工作指导意见的通知》（国卫药政发〔2015〕70号）。

（1）合理确定采购范围和采购量　医疗机构要按照不低于上年度药品实际使用量的80%制定采购计划，具体到通用名、剂型和规格，每种药品采购的剂型原则上不超过3种，每种剂型对应的规格原则上不超过2种。药品采购预算一般不高于医院业务支出的25%～30%。依据国家基本药物目录、医疗保险药品报销目录、基本药物临床应用指南和处方集等，遵循临床常用必需、剂型规格适宜、包装使用方便的原则采购药品。

（2）实行药品分类采购　招标采购药品，谈判采购药品，直接挂网采购药品，国家定点生产药品,仍按现行规定采购的药品。

坚持双信封招标制度,医疗机构药品招标采购必须面向生产企业,由药品生产企业直接投标,同时提交经济技术标书和商务标书。要强化药品质量安全、风险评估意识,合理控制通过经济技术标书评审的企业数量。通过剂型、规格标准化,将适应证和功能疗效类似药品优化组合和归并,减少议价品规数量,促进公平竞争。价格要参照竞价品规中标价格,尽量避免和减少人为因素影响,做到公开透明、公平公正。

(3)药品进货检查验收制度 选择合法购药渠道;验明药品合格证明:原料药和制剂产品必须要有批准文号和生产批号,应有产品合格证;验明药品其他标识;销售人员资质的查验;索取、留存供货单位的票据及相关资料;按规定对留存的资料和销售凭证等,保存至超过药品有效期1年,但不得少于3年。

《关于在公立医疗机构药品集中采购中推行"两票制"的实施意见(试行)》(国医改办发〔2016〕4号)中规定,公立医疗机构在药品验收入库时,必须验明票、货、账,三者一致方可入库、使用,不仅要向配送药品的流通企业索要、验证发票,还应当要求流通企业出具加盖印章的由生产企业提供的进货发票复印件,两张发票的药品流通企业名称、药品批号等相关内容互相印证,且作为公立医疗机构支付药品货款凭证,纳入财务档案管理。每个药品品种的进货发票复印件至少提供一次。鼓励有条件的地区使用电子发票,通过信息化手段验证"两票制"。

(4)药品购进(验收)记录 医疗机构购进的药品,应及时对药品进行验收,且必须有真实、完整的药品购进(验收)记录。药品购进记录必须注明药品的通用名称、剂型、规格、批号、有效期、生产厂商、供货单位、购货数量、购进价格、购货日期,以及国务院药品监督管理部门规定的其他内容。购进(验收)记录必须保存至超过药品有效期1年,但不得少于3年。

知 识 拓 展

《医疗机构药品监督管理办法(试行)》
(国食药监安〔2011〕422号)的规定

1.医疗机构必须建立和执行进货验收制度。购进药品应当逐批验收,并建立真实、完整的药品验收记录。

2.药品验收记录应当包括药品通用名称、生产厂商、规格、剂型、批号、生产日期、有效期、批准文号、供货单位、数量、价格、购进日期、验收日期、验收结论等内容。验收记录必须保存至超过药品有效期1年,但不得少于3年。

二、药品储存管理

（一）实施药品储存管理的原因

药品有不同的理化性质，在储存过程中，受内在因素和外在因素的影响，可能会产生质量变化，从而影响药品的安全有效性。要做好药品储存和保管工作就应根据药品本身的性质，提供适宜的储存条件，采取有效措施以确保药品质量、降低药品损耗，最大限度地实现药品的使用价值。

（二）医疗机构药品储存的具体要求

1. 药品保管养护制度 医疗机构设置的药房，应当具有与所使用药品相适应的处所、设备、仓储设施和卫生环境，配备相应的药学技术人员，并设立药品质量管理机构或者质量管理人员，建立药品保管制度。定期对库存药品进行养护与质量检查，并采取必要的冷藏、防冻、控温、防潮、避光、防火、防虫、防鼠、防污染等措施，保证药品质量。

2. 药品分类储存 医疗机构应当有专用的场所和设施、设备储存药品。药品的存放应当符合药品说明书标明的条件。医疗机构储存药品，应当按照药品属性和类别分库、分区、分垛存放，并实行色标管理。药品与非药品分开存放；中药饮片、化学药品、中成药应分别储存、分类存放；过期、变质、被污染等药品应当放置在不合格库（区）。易燃、易爆、强腐蚀性等危险性药品应当另设仓库单独储存，并设置必要的安全设施，制订相关的工作制度和应急措施。

3. 特殊药品储存 麻醉药品、精神药品、医疗用毒性药品、放射性药品等特殊管理的药品，应当专库或专柜存放。

4. 药品养护人员 医疗机构应当配备药品养护人员，定期对储存药品进行检查和养护，监测和记录储存区域的温湿度，维护储存设施设备，并建立相应的养护档案。

知 识 拓 展

2001 年：美国医疗安全协会（ISMP）明确高危药品的概念。高危药品亦称高警训药品，指若使用不当会对患者造成严重伤害或死亡的药物。

目前前 5 位高危药物：胰岛素、安眠药及麻醉剂、注射用浓氯化钾或磷酸钾、静脉用抗凝药（肝素）、高浓度氯化钠注射液（＞0.9%）。

部门药库和各调剂室对高危药品的管理，应有相应管理制度。高危药品应设置专门的存放区域，单独存放；高危药品效期管理坚持先进先出原则。

点滴积累

医疗机构用药具有品种多、规格全、周转快等特点，为了体现市场经济的公平竞争，在保证药品质量的前提下，获得价格合理的药品。我国医疗机构药品的采购方式公立医院实施的药品集中采购。

任务六 《医疗器械监督管理条例》的主要规定

案例

2016年5月8日，某县药品监督管理局执法人员在辖区开展药品及医疗器械日常监督检查，执法人员在检查过程中发现某医院药房铁皮柜内存放过期医疗器械：非吸收性外科缝线87团，可吸收性外科缝线1盒，非吸收性外科缝线2盒，金环医用羊肠线60包，一次性使用吸痰管1袋，一次性使用吸痰管98支，一次性使用子宫造影管25支，货值金额共计1523.2元。该批医疗器械的有效期是2015年12月29日。

问题：

1. 什么是医疗器械？

2. 该医院是否违规？怎么处罚？

一、医疗器械的界定

医疗器械，是指直接或者间接用于人体的仪器、设备、器具、体外诊断试剂及校准物、材料，以及其他类似或者相关的物品，包括所需要的计算机软件。其效用主要通过物理等方式获得，不是通过药理学、免疫学或者代谢的方式获得，或者虽然有这些方式参与但是只起辅助作用。其目的是：①疾病的诊断、预防、监护、治疗或者缓解；②损伤的诊断、监护、治疗、缓解或者功能补偿；③生理结构或者生理过程的检验、替代、调节或者支持；④生命的支持或者维持；⑤妊娠控制；⑥通过对来自人体的样本进行检查，为医疗或者诊断目的提供信息。

二、医疗器械的分类

国家对医疗器械按照风险程度实行分类管理。医疗器械按照风险从低到高分为三类：第一类是风险程度低，实行常规管理可以保证其安全、有效的医疗器械。第二类是具有中度风险，需要严格控制管理以保证其安全、有效的医疗器械。第三类是具有较高风险，需要采取特别措施严格控制管理以保证其安全、有效的医疗器械。

三、医疗器械监督管理的基本要求

1. 第一类医疗器械实行产品备案管理，第二类、第三类医疗器械实行产品注册管理。

2. 医疗器械注册证有效期为 5 年。有效期届满需要延续注册的，应当在有效期届满 6 个月前向原注册部门提出延续注册的申请。

3. 第一类医疗器械产品备案，不需要进行临床试验。申请第二类、第三类医疗器械产品注册，应当进行临床试验；但是，有下列情形之一的，可以免于进行临床试验：

（1）工作机理明确，设计定型，生产工艺成熟，已上市的同品种医疗器械临床应用多年且无严重不良事件记录，不改变常规用途的。

（2）通过非临床评价能够证明该医疗器械安全、有效的。

（3）通过对同品种医疗器械临床试验或者临床使用获得的数据进行分析评价，能够证明该医疗器械安全、有效的。

免于进行临床试验的医疗器械目录由国家药品监督管理部门制定、调整并公布。

4. 医疗器械应当使用通用名称。通用名称应当符合国家药品监督管理部门制定的医疗器械命名规则。

5. 医疗器械应当有说明书、标签。说明书、标签的内容应当与经注册或者备案的相关内容一致。

6. 有下列情形之一的，由县级以上药品监督管理部门责令改正，没收违法生产、经营或者使用的医疗器械。违法生产、经营或者使用的医疗器械货值金额不足 1 万元的，并处 2 万元以上 5 万元以下罚款；货值金额 1 万元以上的，并处货值金额 5 倍以上 10 倍以下罚款；情节严重的，责令停产停业，直至由原发证部门吊销医疗器械注册证、医疗器械生产许可证、医疗器械经营许可证。

（1）生产、经营、使用不符合强制性标准或者不符合经注册或者备案的产品技术要求的医疗器械的。

（2）医疗器械生产企业未按照经注册或者备案的产品技术要求组织生产，或者未依照本条例规定建立质量管理体系并保持有效运行的。

（3）经营、使用无合格证明文件、过期、失效、淘汰的医疗器械，或者使用未依法注册的医疗器械的。

（4）药品监督管理部门责令其依照医疗器械监督管理条例规定实施召回或者停止经营后，仍拒不召回或者停止经营医疗器械的。

（5）委托不具备医疗器械监督管理条例规定条件的企业生产医疗器械，或者未对受托方的生产行为进行管理的。

7. 国家建立医疗器械不良事件监测制度，对医疗器械不良事件及时进行收集、分析、评价、控制。

8. 医疗器械生产经营企业、使用单位应当对所生产经营或者使用的医疗器械开展不良事件监测；发现医疗器械不良事件或者可疑不良事件，应当按照国家食品药品监督管理部门的规定，向医疗器械不良事件监测技术机构报告。任何单位和个人发现医疗器械不良事件或者可疑不良事件，有权向药品监督管理部门或者医疗器械不良事件监测技术机构报告。

点滴积累

国家对医疗器械按照风险程度实行分类管理。医疗器械按照风险从低到高分为一、二、三类。

复习思考

1. 简述医疗机构药事、处方、医疗机构制剂的含义。

2. 医疗机构制剂的特征是什么？

3. 医疗机构药品采购有哪些要求？

4. 医疗器械是怎么分类的？分几类？

5. 案例分析

　　某个体诊所购进一批药品，没有按规定将该批药品进行记录。当地药品监督管理部门在 2002 年 11 月例行检查时发现该批药品没有购进记录，该诊所负责人称还没有来得及记录，表示马上补记。从进货单据所载的日期看，该批药品已购进两个月。

　　问题：

　　（1）本案诊所是否有违法行为？

　　（2）诊所若有违法行为，应定性为什么？

　　（3）诊所应承担什么法律责任？分别应有哪个部门处理？

扫一扫，知答案

扫一扫，看课件

药品注册管理

【学习目标】

1. 掌握新药申报材料的准备、仿制药注册的申报与审批。

2. 熟悉新药、仿制药和进口药品的注册申请和审批程序。

3. 了解进口药品注册的申报与审批、进口药品的进口程序，药品补充申请与再注册。

任务一 药品注册管理的意义及我国 药品注册管理概况

案例

1937年，美国发生了一起严重的"磺胺酏剂"临床药害，导致358人中毒、107人死亡，其中大多数为儿童，成为20世纪影响最大的药害事件之一。

"磺胺酏剂事件"促使美国国会通过《食品、药品和化妆品法案》（FDCA,1938），开始了影响深远的"新药申请"流程（简称NDA）。按照这一流程，新药必须要经过FDA批准才能上市。为了获得批准，生产者必须向FDA提供充分的信息，以使得审查员可以判断：这种药物是不是安全、有效？用药的收益是否大过了风险？厂家的生产流程和质量控制方案是否能够充分保证药品的质量。

讨论：

1. 新药申请流程是什么？

2. 药品注册管理的意义是什么？

一、药品注册及有关概念

（一）药品注册

2017年国家食品药品监督管理总局为落实中共中央办公厅、国务院办公厅的相关指示精神组织对《药品注册管理办法》进行了修订，起草了《药品注册管理办法（修订稿）》，共9章187条。

药品注册，是指药品注册申请人（以下简称申请人）依照法定程序和相关要求提出申请，药品监督管理部门对拟上市药品的安全性、有效性、质量可控性等进行审查，做出行政许可决定的过程。

药品注册申请包括药物临床试验申请，药品上市许可申请、上市后补充申请及再注册申请。

（二）药品注册申请人

药品注册申请人是指提出药品注册申请并承担相应法律责任的机构。

境内申请人应当是在中国境内合法登记的法人机构，境外申请人应当是境外合法制药厂商。境外申请人办理进口药品注册，应当由其驻中国境内的办事机构或者由其委托中国境内代理机构办理。药品注册申请人对药品研制及申报全过程负责。

2016年6月6日，国务院发布《药品上市许可持有人制度试点方案》（国办发〔2016〕41号），在北京、天津等十地允许药品研发机构或者科研人员作为药品注册申请人，提交药物临床试验申请、药品上市申请，申请人取得药品上市许可及药品批准文号的，可以成为药品上市许可持有人，对药品质量在其整个生命周期承担主要责任。

知 识 拓 展

《药品上市许可持有人制度试点方案》（以下简称《试点方案》）自印发之日起，实施至2018年11月4日。试点区域为北京、天津、河北、上海、江苏、浙江、福建、山东、广东、四川十个省、直辖市。试点药品范围主要包括试点方案实施后批准上市的新药、按新标准批准的仿制药，以及试点方案实施前已批准上市的部分药品。不包括麻醉药品、精神药品、医疗用毒性药品、放射性药品、预防用生物制品、血液制品。

（三）药品注册申请的类型

药品注册申请包括：新药申请、仿制药申请、进口药品申请及其补充申请和再注册。

新药申请，是指未曾在中国境内外上市销售的药品的注册申请。已上市药品改变剂型、改变给药途径、增加新适应证的，按照新药申请管理。仿制药申请，是指生产国家食品药品监督管理局已经颁布正式标准的药品的注册申请。进口药品申请，是指境外生产的药品在中国境内上市销售的注册申请，如果境外生产企业在中国没有合法办事机构，必须委托中国的专业机构代理注册。补充申请，是指新药申请、仿制药品申请或者进口药品申请经批准后，改变、增加或取消原批准事项或者内容的注册申请。药品的再注册，是指对药品批准证明文件有效期满后延续申请。

二、药品注册管理的意义

国家药品监督管理局主管全国药品注册工作，负责对药物临床实验、药品上市、药品上市后注册事项变更，以及延续进行审批。自 2017 年 12 月 1 日起，由原来的省级药品监督管理部门受理、国家药品监督管理局审评审批的药品注册申请，调整为国家药品监督管理局集中受理。

国家药品监督管理局集中受理业务将包括新药临床试验申请、新药生产（含新药证书）申请、仿制药申请，以及国家药品监督管理局审批的补充申请等。省级药品监督管理部门审批、备案的药品注册申请仍由省级药品监督管理部门受理，国家药品监督管理局药品审评机构负责药品注册申请的审评。

（一）提升药品质量，保障人体用药安全

从药物研究开发到药品上市需要经过临床前研究、临床试验审批、临床试验、新药上市审批、上市生产等一系列过程。药品监管部门对药品研发生产企业申请药品临床试验实行严格的审批制度，把其作为保证药品质量和疗效的关键研发环节，严把质量关，保证数据及结果的科学、准确与可靠。

（二）严格审评审批，规范药品注册行为

药品审评审批不仅是保证上市药品安全性、有效性、质量可控性的重要环节，也是承接药品研发和生产上市的中间环节，因此药品注册管理对医药企业从事药品研发、生产和上市经营活动发挥重要的引导作用。同时，法规将药品注册申请细分为新药、仿制药、进口药品、补充申请四个类别，更加科学的分类和规范化管理为我国医药行业的快速发展起到一定的政策支持作用。

（三）深化制度改革，引导药品研发活动

新一轮的药品注册制度改革开始于 2015 年 8 月，新版药品注册分类发布于 2016 年 3 月，只有严格新药的定义才能提高新药的含金量，建立起一整套符合市场经济规律的药品审评审批和质量监督管理体系，从而加快创新药的研发速度，提高研发质量和我国医药产业的总体发展水平。新药创制是制药企业提升核心竞争力的关键，是医药经济竞争的战略制高点，也是"十三五"期间深化科技体制改革，实施医药产业创新驱动发展战略的基础。

（四）鼓励药品创新，促进医药产业升级

2015年8月，国务院印发《关于改革药品医疗器械审评审批制度的意见》（国发〔2015〕44号，简称国务院44号文件），提出开展上市许可持有人制度试点。开展试点工作，有利于药品研发机构和科研人员积极创制新药；有利于产业结构调整和资源优化配置，促进专业分工，提高产业集中度，避免重复投资和建设。

（五）提高审批效率、促进科学发展水平

药品注册正在由行政监管向科学监管过度，政府是监督企业的角色，医药企业是药品质量责任的承担者。探索药品注册制度改革，调整审评策略，将政策的天平向创新药和临床急需药品倾斜，从而推动医药产业结构的优化，解决仿制药品低水平重复注册的问题，避免研发和审评资源的错配和浪费。

三、我国药品注册管理的概况

1984年颁布的《药品管理法》被视为我国药品管理制度确立的标志，也是国家第一次以法律的形式确定药品审批制度。2002年12月颁布《药品注册管理办法（试行）》，第一次明确提出了药品注册的概念。2005年、2007年两次对新《药品注册管理办法》进行修订和发布，目前执行的是2007年版《药品注册管理办法》（局令第28号）。2008年1月8日起正式实施的《中药注册管理补充规定》进一步细化和明确了关于中药注册管理的要求，突出了中药复方制剂的注册申报相关要求，这对鼓励中药新药的研发与生产起到积极的作用。《中药注册管理补充规定》中提出中药新药的研制应当符合中医药理论，突出中医药特色，注重临床实践基础，并且应保证中药的安全有效和质量可控。我国不断修订完善的药品注册管理法规体系（表6-1）正逐步缩小与其他国家和地区的差距。

表6-1 我国当前的药品注册管理法规体系

国家法规	《中华人民共和国药品管理法》（1984年9月20日通过，2001年2月28日修订），2013年12月28日第一次修正，2015年4月24日第二次修正）。（2017年发布修订意见征求稿）
行政法规	《中华人民共和国药品管理法实施条例》 （2002年8月4日中华人民共和国国务院令第360号发布，2016年2月6日修订）
部门规章	《药品注册管理办法》（局令第28号）（2016年、2017年发布两次修订意见征求稿）
	《中药注册管理补充规定》
	《新药注册特殊审批管理规定》
	《药品注册现场核查管理规定》
	《天然药物注册管理补充规定》
	《药品进口管理办法》2012年8月18日

续表

规范性文件	《药品非临床研究质量管理规范》
	《药物临床试验管理规范》
	《药品生产质量管理规范》
	《药品审评审批管理规范》
技术要求	《化学药品注册分类改革工作方案》
	《国务院关于改革药品医疗器械审评审批制度的意见》（国发〔2015〕44 号）
	国家食品药品监督管理总局关于开展药物临床试验数据自查核查工作的公告（2015 年 117 号）
	国家食品药品监督管理总局关于药品注册审评审批若干政策的公告（2015 年 230 号）
	国家食品药品监督管理总局关于化学药生物等效性试验实行备案管理的公告（2015 年 257 号）
	《进口药品注册证书核发审批事项（中药、天然药物、生物制品）服务指南》《进口药品再注册审批事项服务指南》，2017 年 6 月 9 日公布
	总局关于发布中成药通用名称命名技术指导原则的通告（2017 年第 188 号）
	《关于调整药品注册受理工作的公告》（2017 年第 134 号）
	总局关于发布药品注册受理审查指南（试行）的通告（2017 年第 194 号）

为解决药品注册积压，提高仿制药品质量，鼓励新药创制，国家在 2015 年 8 月启动新一轮药品注册制度改革。相继实施了药品上市许可持有人制度试点、仿制药质量和疗效一致性评价、临床试验数据自查核查、化学药品注册分类调整等改革举措。

在药品的创新属性上，新一轮改革将进口药品与国产药品不区分地域，统一以时间维度进行考量。国家食品药品监督管理总局在 2015 年发布的《关于解决药品注册申请积压实行优先审评审批的意见》对已在欧美获得临床试验批件的申请人或在我国生产并通过欧美国家监管部门现场审查的上市申请，实行优先审评审批。进口药品不再享受新药待遇可以在一定程度上抑制我国医药企业争先抢仿未在中国境内上市的国外药品，这有利于激发医药企业的自主创新能力。

根据《国务院关于改革药品医疗器械审评审批制度的意见》国发〔2015〕44 号，仿制药由现行的"仿已有国家标准的药品"调整为"仿与原研药品质量和疗效一致的药品"。仿制药审评审批要以原研药品作为参比制剂，确保新批准的仿制药质量和疗效与原研药品一致。

改革前，药品上市许可与生产许可采取捆绑管理的模式，药品批准文号只颁发给具有《药品生产许可证》的申请者。这意味着药物研发人员必须搭建符合 GMP 认证标准的生产线，才能走完新药上市申请程序，否则只能转让专利或技术。以药品上市许可人（MAH）制度试点为突破口，我国药品注册制度由上市许可与生产许可"捆绑制"，向上市许可与生产许可分离的"上市许可持有人制度"转型。这更有利于优化行业资源配置，真正实现产学研紧密结合的机制，改变我国药品研发的被动局面，有利于药品研发和创新。

新版化学药品方案对"新药"的定义从"首次在中国上市"提升到"首次在全球上市"。对于新药，不仅着重于创新和改进，更看重其临床价值和优势。创新药物的属性不再只强调全新的化学结构，注重创新药物的临床价值和临床优势是本轮药品注册制度改革的创新点。

点滴积累

1. 药品注册是国家药品监督管理部门根据药品注册申请人申请，依照法定程序，对拟上市销售的药品安全性、有效性、质量可控性等进行系统评价，同时做出是否同意进行药物临床研究、生产药品或者进口药品决定的审批过程。

2. 药品注册包括新药申请、仿制药申请、进口药品申请、补充申请和再注册申请

任务二 新药注册管理

案例

《Clinical Development Success Rates 2006-2015》（2016 年 6 月）对 2006～2015 年临床阶段的在研新药进行了成功率的统计与分析。结果显示：①不同阶段新药研发，临床Ⅰ期的成功率在 63.2%，Ⅱ期临床成功率低到 30.7%。从临床Ⅰ期到最后通过批准上市的总成功率仅为 9.6%。②对于不同治疗领域新药研发成功率，排名第一的血液病研发成功率达 26.1%；排名第二的为抗感染药物；神经类、心血管类、精神类和肿瘤类这四大领域临床成功率最低，也是临床需求最迫切的领域。

讨论：

1. 新药研发过程及特点？

2. 临床试验的基本要求？

一、药品注册的分类与受理

我国对药品注册实行分类审批管理。根据《药品注册管理办法》，按药品有效成分的性质，将药品注册分为中药、天然药物（表6-2），化学药品（表6-3），生物制品（表6-4）三大类。

表6-2 中药、天然药物注册分类（2007年10月1日起执行）

注册分类	分类说明	备注
1类：未在国内上市销售的从植物、动物、矿物等物质中提取的有效成分及其制剂	国家药品标准中未收载的从植物、动物、矿物等物质中提取得到的天然的单一成分及其制剂，其单一成分的含量应当占总提取物的90%以上	按《药品注册管理办法》中新药的程序申报
2类：新发现的药材及其制剂	未被国家药品标准或省、自治区、直辖市地方药材规范收载的药材及其制剂	
3类：新的中药材代用品	替代国家药品标准中药成方制剂处方中的毒性药材，或处于濒危状态药材的未被法定标准收载的药用物质	
4类：药材新的药用部位及其制剂	具有法定标准药材的原动、植物新的药用部位及其制剂	
5类：未在国内上市销售的从植物、动物、矿物等物质中提取的有效部位及其制剂	国家药品标准中未收载的从植物、动物、矿物等物质中提取的一类或数类成分组成的有效部位及其制剂，其有效部位含量应占提取物的50%以上	
6类：未在国内上市销售的中药、天然药物复方制剂	传统中药复方制剂，现代中药复方制剂，天然药物复方制剂，中药、天然药物和化学药品组成的复方制剂	
7类：改变国内已上市销售中药、天然药物给药途径的制剂	不同给药途径或吸收部位之间相互改变的制剂	按新药的申请程序申报
8类：改变国内已上市销售中药、天然药物剂型的制剂	在给药途径不变的情况下改变剂型的制剂	
9类：仿制药	注册申请我国已批准上市销售的中药或天然药物	按仿制药的程序申报

表6-3 化学药品新注册分类（2016年03月04日起执行）

注册分类	分类说明	备注
1类：境内外均未上市的创新药	含有新的结构明确的、具有药理作用的化合物，且具有临床价值的原料药及其制剂	
2类：境内外均未上市的改良型新药	2.1 含有用拆分或者合成等方法制得的已知活性成分的光学异构体，或者对已知活性成分成酯，或者对已知活性成分成盐（包括含有氢键或配位键的盐），或者改变已知盐类活性成分的酸根、碱基或金属元素，或者形成其他非共价键衍生物（如络合物、螯合物或包合物），且具有明显临床优势的原料药及其制剂	按《药品注册管理办法》中新药的程序申报
	2.2 含有已知活性成分的新剂型（包括新的给药系统）、新处方工艺、新给药途径，且具有明显临床优势的制剂	
	2.3 含有已知活性成分的新复方制剂，且具有明显临床优势	
	2.4 含有已知活性成分的新适应证的制剂	
3类：仿制境外上市但境内未上市原研药品的药品	具有与原研药品相同的活性成分、剂型、规格、适应证、给药途径和用法用量的原料药及其制剂	按《药品注册管理办法》中仿制药的程序申报
4类：仿制境内已上市原研药品的药品	具有与原研药品相同的活性成分、剂型、规格、适应证、给药途径和用法用量的原料药及其制剂	

注册分类	分类说明	备注
5类：境外上市的药品申请在境内上市	5.1 境外上市的原研药品（包括原料药及其制剂）申请在境内上市 5.2 境外上市的非原研药品（包括原料药及其制剂）申请在境内上市	按《药品注册管理办法》中进口药品的程序申报

表 6-4　生物制品注册分类（2007 年 10 月 1 日起执行）

治疗用生物制品注册分类	预防用生物制品注册分类	备注
1. 未在国内外上市销售的生物制品	1. 未在国内外上市销售的生物制品	按《药品注册管理办法》中新药的程序申报，需进行临床试验
2. 单克隆抗体	2.DNA 疫苗	
3. 基因治疗、体细胞治疗及其制品	3. 已上市销售疫苗变更新的佐剂，耦合疫苗变更新的载体	
4. 变态反应原制品	4. 由非纯化或全细胞（细菌、病毒等）疫苗改为纯化或者组分疫苗	
5. 由人的、动物的组织或者体液提取的，或者通过发酵制备的具有生物活性的多组分制品	5. 采用国内已上市销售的疫苗制备的结合疫苗（流感疫苗、钩端螺旋体疫苗等除外）	
6. 由已上市销售生物制品组成新的复方制品	6. 已在国外上市销售但未在国内上市销售的疫苗	
7. 已在国外上市销售但尚未在国内上市销售的生物制品	7. 采用国内已上市销售的疫苗制备的结合疫苗或者联合疫苗	
8. 含未经批准菌种制备的微生态制品	8. 与已上市销售疫苗保护性抗原谱不同的重组疫苗	
9. 与已上市销售制品结构不完全相同且国内外均未上市销售的制品（包括：氨基酸位点突变、缺失，因表达系统不同而产生、消除或者改变翻译后修饰，对产物进行化学修饰等）	9. 更换其他已批准表达体系或者已批准细胞基质生产的疫苗，采用新工艺制备并且实验室研究资料证明产品安全性和有效性明显提高的疫苗	
10. 与已上市销售制品制备方法不同的制品（例如，采用不同表达体系、宿主细胞等）	10. 改变灭活方剂（方法）或者脱毒剂（方法）的疫苗	
11. 首次采用 DNA 重组技术制备的制品。例如，以重组技术替代合成技术、生物组织提取或者发酵技术等	11. 改变给药途径的疫苗	
12. 国内外尚未上市销售的由非注射途径改为注射途径给药，或者由局部用药改为全身给药的制品	12. 改变国内已上市销售疫苗的剂型，但不改变给药途径的疫苗	
13. 改变已上市销售制品的剂型但不改变给药途径的生物制品	13. 变免疫剂量或者免疫程序的疫苗	按新药申请程序申报，仅进行Ⅲ期临床试验
14. 改变给药途径的生物制品（不包括上述 12 项）	14. 扩大使用人群（增加年龄组）的疫苗	
15. 已有国家药品标准的生物制品	15. 已有国家药品标准的疫苗	按仿制药的程序申报

二、新药研发与临床试验申请

（一）新药及新药研发

根据《国务院关于改革药品医疗器械审评审批制度的意见》国发〔2015〕44 号，新药为未在中国境内外上市销售的药品。根据物质基础的原创性和新颖性，将新药分为创新药和改良型新药。根据上述原则，在化学药品中进行试点调整药品注册分类，《化学药品注册分类改革工作方案》于 2016 年 3 月 4 日开始实施。

新药研发具有高投入、高成本、高风险、高收益、长周期等特点，整个过程需要经历：新化合物实体的发现、临床前研究、研究新药申请（IND，即申请临床试验）、临床试验 + 临床前研究（继续）补充、新药申请（DNA）、上市及监测。

（二）临床试验申请与审批

1. 药品注册申报资料 药品注册必须按规定要求的申报资料项目报送申请资料，药物的类别、申报阶段、注册分类不同，申报资料也不同。下表（表6-5）以中药、天然药物申报资料为例说明。

表 6-5 中药、天然药物申报资料

分类	资料项目		注册分类及资料项目要求											
			1	2	3	4	5	6				7	8	9
								6.1	6.2	6.3	6.4			
综述资料	1	药品名称	+	+	+	+	+	+	+	+	+	+	+	−
	2	证明性文件	+	+	+	+	+	+	+	+	+	+	+	+
	3	立题目的与依据	+	+	+	+	+	+	+	+	+	+	+	+
	4	主要研究结果的总结及评价	+	+	+	+	+	+	+	+	+	+	+	+
	5	药品说明书及最新参考文献	+	+	+	+	+	+	+	+	+	+	+	+
	6	包装、标签设计样稿	+	+	+	+	+	+	+	+	+	+	+	+
药学资料	7	药学研究资料综述	+	+	+	+	+	+	+	+	+	+	+	+
	8	药材来源及鉴定依据	+	+	+	+	+	+	+	+	+	+	+	+
	9	药材生态环境、生长特征、形态描述、栽培技术、产地加工和炮制方法等	−	+	▲	−	▲	−	▲	▲	▲	−	−	−
	10	药材标准草案及起草说明，并提供药品标准物质及有关资料	−	+	▲	−	▲	−	▲	▲	▲	−	−	−
	11	提供植、矿物标本，植物标本应当包括花、果实、种子等	−	+	▲	−	▲	−	▲	▲	▲	−	−	−

续表

分类	资料项目	1	2	3	4	5	6.1	6.2	6.3	6.4	7	8	9
							6						
	12 生产工艺的研究资料及文献资料，辅料来源及质量标准	+	+	▲	+	+	+	+	+	+	+	+	+
	13 确证化学结构组分的试验资料及文献	+	+	±	±	±	±	±	±	-	-	-	-
	14 质量研究工作的试验资料及文献	+	+	±	±	±	±	±	±	±	±	±	-
	15 药品标准草案及起草说明，并提供药品标准物质及有关资料	+	+	▲	+	+	+	+	+	+	+	+	+
	16 样品检验报告书	+	+	+	+	+	+	+	+	+	+	+	+
	17 药物稳定性研究的试验资料及文献	+	+	▲	+	+	+	+	+	+	+	+	+
	18 直接接触药品的包装材料和容器的选择依据及质量标准	+	+	+	+	+	+	+	+	+	+	+	+
药理毒理资料	19 药理毒理研究资料综述	+	+	*	+	+	*	+	+	+	+	*	-
	20 主要药效学试验资料及文献	+	+	*	+	+	*	+	+	+	+	*	-
	21 一般药理研究的试验资料及文献	+	+	*	+	+	-	+	+	+	+	-	-
	22 急性毒性试验资料及文献	+	+	*	+	+	+	+	+	+	+	-	-
	23 长期毒性试验资料及文献	+	+	*	+	+	+	+	+	+	+	-	-
	24 主要与局部、全身给药相关的特殊安全性试验资料和文献	*	*	*	*	*	*	*	*	*	*	*	*
	25 致突变试验资料及文献资料	+	+	▲	+	*	-	*	*	*	-	-	-
	26 生殖毒性试验资料及文献	+	+	*	+			*	*	*	-	-	-
	27 致癌试验资料及文献	*	*	*	*			*	*	*	-	-	-
	28 动物药代动力学试验资料及文献	+	-	*	-	-	-	-	-	-	-	-	-
临床资料	29 临床试验资料综述	+	+	+	+	+	+	+	+	+	+	+	-
	30 临床试验计划与方案	+	+	+	+	+	+	+	+	+	+	*	*
	31 临床研究者手册	+	+	+	+	+	+	+	+	+	+	*	*
	32 知情同意书样稿、伦理委员会批件	+	+	+	+	+	+	+	+	+	+	+	*
	33 临床试验报告	+	+	+	+	+	+	+	+	+	+	*	*

注："＋"指必须报送的资料；"－"指可以免报的资料；"±"指可以用文献综述代替试验研究，或按规定可减免试验研究的资料；"▲"具有法定标准的中药材、天然药物可以不提供，否则必须提供资料；"＊"按照申报资料项目说明和申报资料具体要求。

2. 临床试验申请与审批程序 申请人拟以在中国境内上市为目的药物研发，需开展临床试验的，应向国家食品药品监督管理总局提出临床试验申请或进行生物等效性实验的备案。下面为新药临床研究申报审批流程：

（1）提出申请 申请人完成新药临床前研究，若达到申请临床试验的条件，填写《药品注册申请表》并按要求提交申报资料。

（2）形式审查 国家食品药品监督管理总局在规定时限内对申报资料进行形式审查，确定是否符合要求，并做出是否受理的通知。

（3）初步审查 国家食品药品监督管理总局药审机构自受理之日起30日内对申报资料进行初步审查，确定是否符合要求，并做出是否进入技术审评环节的通知。

（4）技术审查 国家食品药品监督管理总局药审机构对申请人提交的临床试验方案及其支持资料和数据、受试者保护和风险控制措施等进行审查，根据审查需要启动非临床安全性评价方面的现场检查，形成技术审评报告。

（5）批准临床 依据技术审评报告和相关法律法规，在规定时限内做出审批决定。

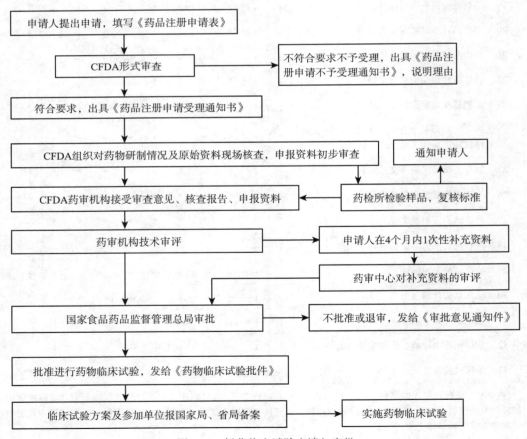

图 6-1　新药临床试验申请与审批

（三）药物的临床试验

1. 药物临床试验分期，见表6-6。

表6-6　新药临床试验分期

试验阶段	试验目的	试验方法	最低病例数（试验组）
Ⅰ期	初步的临床药理学及人体安全性评价试验。观察人体对于新药的耐受程度和药代动力学，为制定给药方案提供依据	开放、基线对照、随机和盲法	20～30例
Ⅱ期	治疗作用初步评价阶段。其目的是初步评价药物对目标适应证患者的治疗作用和安全性，也包括为Ⅲ期临床试验研究设计和给药剂量方案的确定提供依据	采用多种形式，包括随机盲法对照临床试验	100例
Ⅲ期	治疗作用确证阶段。其目的是进一步验证药物对目标适应证患者的治疗作用和安全性，评价利益与风险关系，最终为药物注册申请的审查提供充分的依据	具有足够样本量的随机盲法对照试验	300例
Ⅳ期	新药上市后由申请人进行的应用研究阶段。其目的是考察在广泛使用条件下的药物的疗效和不良反应、评价在普通或者特殊人群中使用的利益与风险关系，以及改进给药剂量等	一般可不设对照组，应在多家医疗机构进行	2000例

2. 生物等效性试验　用生物利用度研究的方法，以药代动力学参数为指标，比较同一种药物的相同或者不同剂型的制剂，在相同的试验条件下，其活性成分吸收程度和速度有无统计学差异的人体试验。

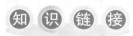

对药物临床试验数据进行审核是药品上市前审批的法定程序，也是保证药品有效性和安全性的重要环节。为了规范药品研发中临床试验研究环节的工作，国家药品监督管理部门在2015年7月22日开启临床实验数据检查工作。该项工作包括医药企业自查和药品监督管理部门核查两个环节。主要检查临床试验申请人、合同研究组织和研究机构在开展药物临床试验的过程中是否存在数据不真实、不完整和操作不规范的问题，整个试验过程是否严格遵循《药品临床试验质量管理规范》的规定。公告规定对于在核查环节发现问题的申请人，3年内不再受理其申请，吊销相关临床试验研究机构的资格，并建立药品临床试验黑名单制度。

三、药品上市许可管理

（一）药品上市许可

药品上市许可，是申请人对拟在中国境内上市药品的安全性、有效性、质量可控性等完成研究评价后，向国家食品药品监督管理总局提出上市许可申请，国家食品药品监督管理部门经审查做出是否给予行政许可的过程。

（二）药品上市申报与审批

1.药品上市许可申请应具备条件　提出药品上市许可的申请人应具备与申报药品全生命周期管理相关的质量管理体系及风险体系等；申请人应对拟申请上市的药品进行充分研究评估，应当具有明确的临床价值或明显临床优势。原材料、药用辅料和包装材料与相应制剂一并进行关联审评审批。

2.药品上市申报审批流程

（1）提出申请。

（2）初步审查。

（3）技术审查。

（4）行政审批。国家药品监督管理部门依据审评报告和结论，根据相关法律法规，在规定时限内做出审批结论。审批结论通过的，予以批准，发给《药品注册批件》。

（三）药品批准证明文件

药品批准证明文件是药品注册申请被批准后，国家药品监督管理局发给注册申请人的法定证明文件。药品批准证明文件包括：新药证书（新药）、药品注册批件、药品注册批件的附件（质量标准、说明书、药品包装等）、药品批准文号等。

新药证书号的格式为：国药证字 H（Z、S）＋4位年号＋4位顺序号，其中 H 代表化学药品，Z 代表中药，S 代表生物制品。

批准文号：国家准字 H（Z、S、J）＋4位年号＋4位顺序号，其中 H 代表化学药品，Z 代表中药，S 代表生物制品，J 代表进口药品分包装。

（四）新药监测期

国家药品监督管理部门根据保护公众健康的要求，对批准上市的新药品种设立监测期，以继续对该新药的安全性继续进行监测。监测期内，国家药品监管管理部门不再受理其他企业生产和进口该药品。

新药的监测期根据现有的安全性研究资料和境内外研究状况确定，自新药批准生产之日起计算，最长不得超过5年。监测期限：中药、天然药物1类（5年），2～6类（4年），7～8类（3年）；化学药品1类（5年），2.2、2.3（4年），2.1、2.4（3年）；治疗用生物制品1类（5年），2～12类（4年），14类（3年）；预防用生物制品1类（5年），

2～8类（4年），9～11类（3年）。

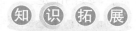

优先审评审批

2016年2月26日，国家食品药品监督管理总局发布了"关于解决药品注册申请积压实行优先审评审批的意见"，对符合下列情形之一的药物注册申请实施优先审评审批：

1. 具有明显临床价值　未在中国境内外上市销售的创新药，转移到中国境内生产的创新药，使用先进制剂技术、创新治疗手段、具有明显治疗优势的药品，专利到期前3年的药品临床试验申请和专利到期前1年的药品，申请人在美国、欧盟同步申请并获准开展药物临床试验的新药临床试验申请，在中国境内用同一生产线生产并在美国、欧盟药品审批机构同步申请上市且通过了其现场检查的药品，在重大疾病防治中具有清晰的临床定位的中药（含民族药），列入国家科技重大专项或国家重点研发计划的新药注册申请。

2. 防治下列疾病且具有明显临床优势的　艾滋病、肺结核、病毒性肝炎、罕见病、恶性肿瘤、儿童用药品、老年人特有和多发的疾病。

3. 其他

四、药品上市后补充及再注册

（一）药品上市后补充申请

申请人开展已上市药品在生产、质量控制、使用等方面的变更研究时，应当根据其变更对药品安全性、有效性和质量可控性的影响，进行相应的技术研究工作，在完成相关工作后，向药品监督管理部门提出补充申请。需要进行临床试验研究的变更申请，其临床试验研究应经过批准后实施。

根据变更对药用物质基础或药物吸收、利用的影响程度，将所述及的变更划分为三类：Ⅰ类变更属于微小变更，其变更不会引起药用物质基础的改变，对药物的吸收、利用不会产生明显影响，不会引起安全性、有效性的明显改变；Ⅱ类变更属于中度变更，其变更对药用物质基础或对药物的吸收、利用有影响，但变化不大；Ⅲ类变更属于重大变更，其变更会引起药用物质基础的明显改变，或对药物的吸收、利用可能产生明显影响。

（二）药品再注册

药品的再注册，是指对药品批准证明文件有效期满后继续生产、进口的药品实施审批的过程。药品注册批件有效期届满，需要继续生产或者进口的，申请人应当在有效期届满前3个月申请延续。食品药品监督管理部门在有效期届满前做出是否准予延续的决定。

有下列情形之下的药品，不予再注册：未在规定时间内提出再注册申请的；未达到国家药品监督管理局批准上市时提出的有关要求的；未按照要求完成IV期临床试验的；未按照规定进行药品不良反应监测的；经国家药品监督管理局再评价属于淘汰品种的；按照《药品管理法》的规定应当撤销药品批准证明文件的；不具备《药品管理法》规定的生产条件的；未按规定履行监测期责任的；其他不符合有关规定的情形的。

点滴积累

1. 药品注册的分类　中药、天然药物注册分为9类；化学药品注册分为6类；生物制品注册分为15类。

2. 根据药品申报资料要求，药物临床前研究包括：文献研究、药学研究、药理毒理研究

3. 药物临床研究包括临床试验和生物等效性试验，分为四期。

4. 新药注册的申报与审批，分为临床研究申报审批和生产上市申报审批两大程序。

任务三　仿制药注册

案例

某企业一款治疗心衰的仿制药2001年开始研发，2010年因三期临床难以入选病例，被迫终止，前期研发投入数千万打水漂。

讨论：仿制药注册临床试验申请与审批流程。

一、仿制药的临床试验申请与审批

（一）仿制药品研发

根据《国务院关于改革药品医疗器械审评审批制度的意见》国发〔2015〕44号，仿制药为仿与原研药品质量和疗效一致的药品。仿制药审评审批要以原研药品作为参比制剂，确保新批准的仿制药质量和疗效与原研药品一致。

仿制药的研发流程：产品信息调研，前期准备，处方工艺研究，质量研究，稳定性研究（中试产品），药理毒理研究，申报资料的撰写、整理，申报临床及申报现场核查，临床研究，申报生产。

（二）临床试验申请与审批

1. 申报条件　申请仿制药品，申请人应当是持有《药品生产许可证》、药品GMP证

书的药品生产企业。所申请的药品应当与《药品生产许可证》和药品 GMP 证书中载明的生产范围一致。仿制药应当与原研药具有同样的活性成分、给药途径、剂型、规格和相同治疗作用。

2. 临床试验 申请仿制药品注册，一般不需要进行临床试验。需要进行临床试验的，化学药品可仅进行生物等效性试验；需要用工艺和标准控制药品质量的中成药和生物制品，应当进行临床试验。再补充申请中，已上市药品增加新适应证或生产工艺等有重大变化的，需要进行临床试验。

二、仿制药上市申报与审批

申请生产仿制药品的审批程序，与新药申报程序相似：

1. 提出申请。

2. 初步审查。国家药品监督管理局药评审机构对申报资料进行初步审查，确定是否符合要求，并做出是否进入技术审评环节的通知。

3. 技术审查。

4. 行政审批。国家药品监督管理部门依据审评报告和结论，根据相关法律法规，在规定时限内做出审批结论。审批结论通过的，予以批准，发给药品生产批准文号。

三、仿制药上市补充及再注册

对已经批准上市的仿制药，按与原研药品质量和疗效一致的原则，分期分批进行质量一致性评价。药品生产企业应将其产品按照规定的方法与参比制剂进行质量一致性评价，并向药品监督管理局报送评价结果。参比制剂由药品监督管理局征询专家意见后确定，可以选择原研药品，也可以选择国际公认的同种药品。无参比制剂的，由药品生产企业进行临床有效性试验。

在规定期限内未通过质量一致性评价的仿制药，不予再注册；通过质量一致性评价的，允许其在说明书和标签上予以标注，并在临床应用、招标采购、医保报销等方面给予支持。

📚 课堂活动

试讨论，为何仿制药的研发过程中，中药基本不能被仿制？

四、非处方药的申报与审批

申请仿制的药品属于按按非处方药管理的，申请人应当在《药品注册申请表》的"附加申请事项"中标注非处方药项。由于非处方药不需要凭执业医师处方，消费者可自行购买和使用，因此，在药品注册管理中对其安全性和标签、说明书的评审特别重要。

申请注册的药品属于以下情形的，可以同时提出按照非处方药管理的申请：已有国家药品标准的非处方药的生产或者进口；经国家食品药品监督管理局确定的非处方药改变剂型，但不改变适应证或者功能主治、给药剂量，以及给药途径的药品；使用国家食品药品监督管理局确定的非处方药活性成分组成的新的复方制剂。

点滴积累

1. 仿制药的研发流程　产品信息调研，前期准备，处方工艺研究，质量研究，稳定性研究（中试产品），药理毒理研究，申报资料的撰写、整理，申报临床及申报现场核查，临床研究，申报生产。

2. 仿制药的申请人应当是持有《药品生产许可证》《药品生产质量管理规范》认证证书的药品生产企业。

任务四　进口药品注册

案例：

2016 年 4 月，某市投诉举报中心接到匿名来信举报，有人非法进口假药原料，擅自加以混装，混装后以药粉半成品的方式出售。2016 年 5 月，该市食品药品执法支队联合有关部门查获一个分装销售假药窝点，现场抓获嫌疑人，查扣特效风湿丸等未经批准进口的境外药品 6 种共 3000 多瓶，以及 150 多瓶空罐和 3000 多张药品说明书等分装材料。

讨论：进口药品的审批流程？

一、进口药品的临床试验批准及注册证书核发流程

为鼓励新药上市，满足临床需求，国家食品药品监督管理总局于 2017 年 10 月 10 日发布《关于调整进口药品注册管理有关事项的决定》（局令第 35 号）（以下简称《决定》），根据《国务院关于改革药品医疗器械审评审批制度的意见》（国发〔2015〕44 号）要求，对进口药品注册管理部分事项进行调整。

《决定》规定，除预防用生物制品外，在中国进行国际多中心药物临床试验的，允许同步开展 I 期临床试验，取消临床试验用药物应当已在境外注册，或者已进入 II 期或 III 期

临床试验的要求；在中国进行的国际多中心药物临床试验完成后，申请人可以直接提出药品上市注册申请。《决定》还取消了化学药品新药，以及治疗用生物制品创新药在提出进口临床申请、进口上市申请时，应当获得境外制药厂商所在生产国家或者地区的上市许可的要求。

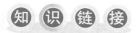

国际多中心药物临床试验

国际多中心临床试验（MRCT）是由多国研究者按同一试验方案在多国多个临床试验中心共同进行的临床试验，各中心同期开始与结束试验，多中心试验由一位主要研究者总负责，并作为临床试验各中心间的协调研究者。国际多中心临床试验组织严密、病例数通常较大，可以入选不同种族不同地区的病例，能够比较广泛的代表各种人群的资料。

国际多中心药物临床试验的申请、实施及管理等相关技术要求，按照 2015 年 1 月 30 日发布的《总局关于发布国际多中心药物临床试验指南（试行）的通告》（2015 年第 2 号）有关要求执行。

（一）进口中药、天然药物

进口中药、天然药物其分类按《药品注册管理办法》附件 1 注册 1 ～ 9 类。

（二）进口治疗用生物制品

进口治疗用生物制品其分类按《药品注册管理办法》附件 3 注册分类，即："1. 未在国内外上市销售的生物制品；7. 已在国外上市销售但尚未在国内上市销售的生物制品；15. 已有国家标准的生物制品。"

（三）进口预防用生物制品

进口预防用生物制品其分类按《药品注册管理办法》附件 3 注册分类，即："1. 未在国内外上市销售的疫苗；6. 已在国外上市销售但未在国内上市销售的疫苗；15. 已有国家标准的疫苗。"

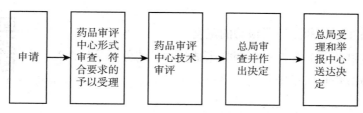

图 6-2　进口药品的临床试验批准及注册证书核发流程

二、临时进口药品审批流程

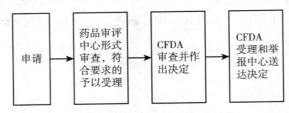

图 6-3　临时进口药品的审批流程

三、首次进口药材批件核发／非首次进口药材批件核发流程

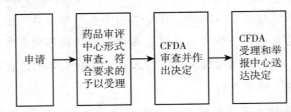

图 6-4　首次进口药材批件核发／非首次进口药材批件核发流程

四、进口药品（医药产品）注册证号

《进口药品注册证》证号的格式为：H（Z、S）＋4位年号＋4位顺序号。

《医药产品注册证》证号的格式为：H（Z、S）C＋4位年号＋4位顺序号。

其中 H 代表化学药品，Z 代表中药，S 代表生物制品。对于境内分包装用大包装规格的注册证，其证号在原注册证号前加字母 B。

点滴积累

1.进口药品申请批准后所发证明文件是《进口药品注册证》。中国香港、澳门和台湾地区制药厂商申请注册的药品发给《医药产品注册证》。

2.进口药品（医药产品）注册证号格式为：H（Z、S）＋4位年号＋4位顺序号。

复习思考

1.简述药品注册和药品注册检验的定义。

2.新药临床试验共分几期？各期临床试验的目的分别是什么？

3.如何申请减免临床试验？

扫一扫，知答案

扫一扫，看课件

项 目 七

中药管理

【学习目标】

1. 掌握中药材、中药饮片、中成药的概念，中药品种保护相关内容。
2. 熟悉我国野生药材资源保护相关内容，中药饮片生产与经营管理相关内容。
3. 了解中药材经营管理相关内容。

任务一 中药的相关知识概述

案例

东南地区的气候特点导致人体容易上火，很多年轻的妈妈都将板蓝根颗粒当作"平安药"。既不考虑小儿的生理特点和具体情况，也不考虑板蓝根性味苦寒的药性特点，为了防止小儿上火、预防感冒，有事没事都冲泡给小孩喝，从而引起一些小儿消化不良和生长发育受影响等情况的出现。

问题：通过本案例，你对中药的概念有何认识？

一、中药的概念

中药是中医药基础理论指导下用于防病治病的药物，包括中药材、中成药、中药饮片和民族药。中药是中医赖以存在的物质基础，是我国几千年来一直使用的传统药。

（一）中药材的概念

中药材是植物、动物、矿物的药用部分采收后经产地初加工形成的原料药材和部分人工制成品。大部分中药材来源于植物，药用部位有根、茎、花、果实、种子、皮等；药用动物来自于动物的骨、胆、结石、皮、肉及脏器；矿物类药材包括可供药用的天然矿物、矿物加工品种，以及动物的化石等，如朱砂、石膏、龙骨等。部分人工制成品如：血竭、密陀僧等。

（二）中药饮片的概念

中药饮片是中药材在中医药理论指导下，根据辨证施治和调剂、制剂的需要，对中药材按国家药品标准及炮制规范加工炮制后的可直接用于中医临床的成品。中药饮片即可根据中医处方直接调配煎汤服用，又可作为中成药生产原料供制药企业使用。

（三）中成药的概念

中成药是临床反复使用、安全有效、剂型固定，并采取合理工艺制备成质量稳定、可控，经批准依法生产的成方中药制剂。丸、散、膏、丹、露、酒、锭、片剂、冲剂、糖浆剂等。

中成药由依法取得药品生产许可证、GMP认证证书的药品生产企业大量生产制得；应具有特定名称，并标明适应证或者功能主治、用法用量和规格。每种中成药包含中药的种类及其配比是固定的，不可随意变更。中成药具有使用方便、快捷、应用广泛的特点。

知 识 链 接

民族药是我国某些少数民族地区经长期医疗实践的积累并用少数民族语言文字记载的药物。如苗药、藏药、蒙药、壮药、维吾尔药、彝族药、白族药等。

二、中药管理的特殊性

中药管理是我国药事管理的重要内容之一，其核心是保证中药安全、有效、经济、合理。中药作为我国中医体系的重要组成部分，有其独特的理论内涵和实践基础，如中药饮片的炮制加工、中成药的制剂工艺、中药处方配伍禁忌、药味剂量、服用方法等方面均与现代药存在较大差异。因此，中药管理在内容、方法等方面具有特殊性，如：对中药材的种植、野生药材资源、中药饮片的炮制、中药材和中药饮片的经营、中药品种保护以及中药流通领域等各方面进行规范，以加强对中药的质量控制。

三、中药现代化

中药现代化是将传统中医药理论与现代科学技术、方法、手段相结合，遵循严格的规范标准，研制出安全、有效、稳定、可控的现代中药，服务社会，造福人类。

2007 年卫生部、国家中医药管理局等 16 个部门于联合制定了《中医药创新发展规划纲要（2006—2020 年）》（以下简称《纲要》）。《纲要》中提出了坚持"继承与创新并重，中医中药协调发展，现代化与国际化相互促进，多学科结合"的基本原则。制定了通过科技创新支撑中医药现代化发展；重点突破中医药传承和医学及生命科学创新发展的关键问题，争取成为中国科技走向世界的突破口之一；促进东西方医学优势互补、相互融合，为建立具有中国特色的新医药学奠定基础；应用全球科技资源推进中医药国际化进程，弘扬中华民族优秀文化，为人类卫生保健事业做出新贡献的战略目标和"继承，创新，现代化，国际化"的基本任务。为推动中医药的传承与创新发展奠定了政策基础。

加强中药产品研制、开发　按照国际市场需要和有关国家药品注册的要求，选择经过长期临床应用证明疗效确切、用药安全、具有特色的经验方进行有针对性的研究开发，在保证中药疗效的前提下，改进中药传统制剂。加强中药知识产权保护，开发专利产品，注册专用商标，实施品牌战略。逐步改变以药材和粗加工产品出口为主的现状，扩大中成药出口比例。研制出中药现代化制剂产品，实现在发达国家进行药品注册，促进我国中药进入发达国家药品的主流市场。

中药资源保护和可持续利用　开展中药资源普查，建立野生资源濒危预警机制，保护中药种质和遗传资源，加强优选优育、中药种源、中药材野生变家种家养，以及中药材栽培技术研究，开展珍稀濒危中药资源的替代品研究，支持和鼓励采用生物技术生产濒危及稀缺中药材、中成药原料和其他医药原料，确保中药可持续发展。

课堂活动

举生活中见到野生资源保护的案例？

点滴积累

1. 中药包括中药材、中药饮片、中成药。
2. 中药现代化包括中药农业、中药工业和中药商业现代化等。

任务二　我国野生药材资源管理

案例

2004 年 12 月 31 日，唐某出售虎骨时，被珲春警方抓获。经初步鉴定，该虎骨为东北虎虎骨，虎骨完整，虎龄 9 岁，是一只成年虎。该虎骨骨架长约 2 米，重量约 7 公斤。虎尾弯曲，长度将近 1 米。据唐某交代，虎骨是 20 世纪 80 年代他父亲在山上捡的。法院审理认为，唐某的行为违反了国家有关保护珍贵野生动物法规，根据《中华人民共和国刑法》第三百四十一条第一款的规定，以非法出售国家重点保护珍贵濒危野生动物制品罪，当庭做出一审判决，判处唐某有期徒刑 5 年，并处罚金 10 万元。

问题：唐某没有猎杀东北虎，只是贩卖了捡来的虎骨骨架，为何要判刑？

一、野生药材资源保护的目的和原则

我国野生药材物种丰富，但随着中医药产业规模的扩大和生态环境的恶化，野生药材资源不断减少，有一些濒临灭绝或已经从地球上消失。1987 年 10 月 30 日由国务院发布了我国对药用野生动植物资源进行保护管理的行政法规《野生药材资源保护管理条例》，明确了对野生药材资源保护的原则、物种三级分类管理、采收、经营及违反条例应承担的责任等具体规定；列出了国家重点保护野生药材物种名录，收载野生药材物种 76 种。并于 1987 年 12 月 1 日起实施。《野生药材资源保护管理条例》明确提出我国野生药材资源保护的目的是：保护和合理利用野生药材资源，适应人民医疗保健事业的需要；其原则为：国家对野生药材资源实行保护和采猎相结合的原则，鼓励人工种养（养殖）中药材。

二、野生药材物种分级保护和药材名称

1. 一级保护野生药材 系指濒临灭绝状态的稀有珍贵野生药材物种。包括野生药材物种 4 种，具体为：虎骨（已禁用）、豹骨、羚羊角、鹿茸（梅花鹿）。

2. 二级保护野生药材 系指分布区域缩小，资源处于衰竭状态的重要野生药材。包括野生药材物种 27 种，具体为：鹿茸（马鹿），麝香（3 个），熊胆（2 个），穿山甲，蟾酥（2 个），蛤蟆油、金钱白花蛇、乌梢蛇、蕲蛇、蛤蚧、甘草（3 个），黄连（3 个），人参、杜仲、厚朴（2 个），黄柏（2 个），血竭（1 个）。

3. 三级保护野生药材 系指资源严重减少的主要常用野生药材。包括野生药材物种 45 种，具体为：川贝母（4 个），伊贝母（2 个），刺五加、黄芩、天冬、猪苓、龙胆（4 个），防风、远志（2 个），胡黄连、肉苁蓉、秦艽（4 个），细辛（3 个），紫草（2 个），五味子（2 个），蔓荆子（2 个），诃子（2 个），山茱萸、石斛（5 个），阿魏（2 个），连翘、羌活（2 个）。

三、野生药材保护的具体措施

1. 一级保护野生药材物种的管理 任何单位和个人禁止采猎一级保护野生药材物种。一级保护野生药材物种属于自然淘汰的，药用部分由各级药材公司负责经营管理，不得出口。

2. 二、三级保护野生药材物种的管理 采猎、收购二、三级保护野生药材物种的，必须按照批准的计划执行。采猎者必须持有采药证，需要进行采伐或狩猎的，必须申请采伐证或狩猎证。二、三级保护野生药材物种属于国家计划管理的品种，由中国药材公司统一经营管理，其余品种由产地县药材公司或其委托单位按照计划收购。二、三级保护野生药材物种的药用部分，除国家另有规定外，实行限量出口。实行限量出口和出口许可证制度的品种，由国家医药管理部门会同国务院有关部门确定。

四、法律责任

违反规定，未经自然保护区主管部门批准进入野生药材资源保护区从事科研、教学、旅游等活动者，当地县级以上药品监督管理部门和自然保护区主管部门有权制止，造成损失的，必须承担赔偿责任。违反采猎、收购保护野生药材物种规定的单位或个人，由当地县级以上药品监督管理部门会同同级有关部门没收其非法采猎的野生药材及使用工具，并处以罚款。违反保护野生药材物种收购、经营、出口管理的，由工商行政管理部门或有关部门没收其野生药材和全部违法所得，并处以罚款。

保护野生药材资源管理部门的工作人员徇私舞弊的，由所在单位或上级管理部门给予行政处分。造成野生药材资源损失的，必须承担赔偿责任。构成犯罪的，由司法机关依法追究刑事责任。

📝 点滴积累

重点保护的野生物种分三级管理。禁止采猎一级保护野生药材物种。采猎二、三级保护野生物种必须按照批准的计划执行。不得在禁止采猎区采猎二、三级保护野生药材物种。

任务三　中药材生产质量与经营管理

📖 案例

李某从事中药材种植近十年，见到近年来太子参市场行情见好，决定种植太子参。为了保证产量，李某加大农药和化肥的使用量，收获时产量确实比别的药农高，但送到药材收购部门后，经检验农残超标，含量不达标而被拒收。李某一年的辛苦付之东流后悔不已。

问题：通过本案例，你对中药材生产有何认识？

一、中药材生产质量管理

中药材是中药工业生产的源头，其质量的优劣直接关系到药品的疗效、安全性、稳定性。随着中药材用药量的增加，以及自然环境质量的下降和盲目开发，某些珍贵药材的物种已濒临灭绝或资源枯竭，濒危物种数量在世界范围内增加。因此，我国在保护野生药材资源的同时，采用引种、栽培、驯化等手段，特别是栽培引种植物药，在保护、扩大、再生中药资源方面起了重要作用。通过规范中药材的生产提升中药产品整体的质量。

2016年2月3日，国务院印发《国务院关于取消13项国务院部门行政许可事项的决定》（国发〔2016〕10号），规定取消中药材生产质量管理规范（GAP）认证。对中药材GAP实施备案管理。具体办法另行制定，已通过认证的中药材生产企业应继续按照中药材GAP规定，切实加强全过程质量管理，保证持续合规。

食品药品监管部门要加强中药材GAP的监督检查，发现问题依法依规处理，保证中药材质量；GAP中明确了药用植物要根据其生长特点及土壤的供肥能力，确定施肥的种类、时间和数量等管理规定。禁止施用城市生活垃圾、工业垃圾及医院垃圾和粪便。

二、中药材经营管理

（一）中药材市场管理

1. 中药材专业市场 应建在中药材主要品种的集中产地或传统的中药材集散地，交通便利，布局合理；要有中药材管理人员，如相当于主管中药师以上职称的专业人员或有经验的老药工；要有与经营规模相适应的质量检测人员和基本检测仪器、设备，负责对进入市场的中药材进行检查和监督。

2. 中药材经营者 有合法的《药品经营许可证》和《营业执照》，一证一照齐全者准予在中药材市场开展固定的批发业务；租用摊位经营中药材者，须经所在中药材专业市场管理机构审查批准。

3. 严禁在中药材市场内交易的药品 须经加工炮制的中药饮片；中成药；化学原料药及制剂、抗生素、生化药品、放射性药品、血清疫苗、血液制品、诊断用药和有关医疗器械等；罂粟壳以及28种毒性中药材品种；国家重点保护的42种野生动植物药材品种（家种、家养除外）。国家法律、法规明令禁止上市的其他药品。

4. 市场的监督和管理 市场所在地的药品监督管理部门、工商行政管理部门、市场开办单位都应根据自己的职责，通力协作，加强对中药材专业市场的监督管理和市场管理，保证市场的安全，维护市场的经营秩序。

（二）中药材的销售管理

《药品管理法》规定："新发现和从国外引种的药材必须经国家药品监督管理部门审核批准后，方可销售。""地区性民间习用药材的管理办法，由国务院药品监督管理部门会同国务院中医药管理部门制定。""药品经营企业销售中药材，必须标明产地。""实行批准文号管理的中药材、中药饮片品种目录由国务院药品监督管理部门会同国务院中医药管理部门制定。""必须从具有药品生产、经营资格的企业购进药品，但是，购进没有实施批准文号管理的中药材除外。"

✎ 点滴积累

1.《中药材生产质量管理规范》 修订稿在国家食品药品监督管理总局网站上征求意见。

2.《中药材生产质量管理规范》主要内容 产地生态环境，种质和繁殖材料，药用植物栽培，药用动物养殖管理，采收与加工的要求，包装运输与储藏规定，质量管理，人员和设备，文件管理。

3. 中药材的管理规定 城乡集市贸易市场可以出售中药材；药品经营企业销售中药材，必须标明产地。

任务四 中药饮片生产与经营管理

▥ 案例

2012 年 9 月 8 日，国家食品药品监督管理局在官网上公告，为规范中药生产经营秩序，A 省药监局近期查处一批违法生产的中药饮片生产企业，责令严重违规的 8 家企业停产整顿，收回 6 家企业的 GMP 证书，对 12 家企业进行立案调查。

问题：为什么对违法的中药饮片生产企业要严格管理？

一、中药饮片生产管理

中药饮片是供中医临床调剂配方或供制备中成药的基础药物。中药饮片生产质量是保证中药质量的重要环节，关系到防病治病、康复保健的效果。因此，国家出台了相关规定，规范其生产和认证过程。

（一）《药品生产质量管理规范》对中药饮片生产的管理

《药品生产质量管理规范》附录中对中药饮片管理有如下规定：

1. 专业人员 主管药品生产和质量管理的负责人应具有药学或相关专业大专以上学历（或中级专业技术职称或执业药师资格），具有从事中药饮片生产、质量管理的实践经验，或药学或相关专业中专以上学历。

质量保证、质量控制、中药材采购及验收的人员应具备中药材和中药饮片质量控制的实际能力，具备鉴别中药材和中药饮片真伪优劣的能力。

2. 净化环境 生产区应与生活区严格分开；直接口服饮片的粉碎、过筛、内包装等生产区域应按照 D 级洁净区的要求设置；毒性中药材加工、炮制应使用专用设施和设备，并与其他饮片生产区严格分开，生产的废弃物应经过处理并符合要求。厂房地面、墙壁、天棚等内表面应平整，易于清洁，不易产生脱落物，不易滋生霉菌；应有防止昆虫或其他动物等进入的设施，灭鼠药、杀虫剂、烟熏剂等不得对设备、物料、产品造成污染。

净选药材的厂房内应设拣选工作台，工作台表面应平整、不易产生脱落物。

3. 生产加工环境 中药材的库房应分别设置原料库与净料库，毒性药材、贵细药材应分别设置专库或专柜。中药饮片炮制过程中的蒸、炒、炙、煅等厂房应与其生产规模相适应，并有良好的通风、除尘、除烟、排湿、降温等设施。中药材筛选、切制、粉碎等生产操作的厂房应安装吸尘、排风等设施。

4. 相关文件 中药材、中药饮片的质量标准及相应的检验操作规程，物料的购进、验收、贮存、养护制度及操作规程，生产工艺规程，批生产记录等购入的中药材、中药饮片应有详细记录，每件包装上应附有明显标记，标明品名、规格、数量、产地、来源、采收（加工）日期。生产中所需贵细、毒性药材、中药饮片，须按规定监控投料，并有记录。

进口中药材、中药饮片应有口岸药检所的药品检验报告。毒性药材、易燃易爆等药材外包装上应有明显的规定标志。

（二）毒性中药饮片生产管理

为加强毒性中药材的饮片生产管理，保证人民群众用药安全、有效。国家先后颁布《毒性中药饮片定点管理意见》《毒性中药饮片定点生产企业验收标准》等法规。对毒性中药材的饮片生产企业实行定点发证管理制度。严禁不具备毒性中药材饮片生产条件的企业进行生产，防止未经依法炮制的毒性饮片进入药品流通领域，危害人民群众的身体健康。

（三）中药材的进、出口管理

1.《进口药材管理办法（试行）》（国家食品药品监督管理局令第 22 号，2006 年 2 月 1 日起施行）涉及中药材管理的规定如下：

（1）进口药材要进行申请和审批程序，申请人应当是中国境内取得《药品生产许可证》或《药品经营许可证》的药品生产企业或经营企业。药材进口申请包括首次进口药材申请和非首次进口药材申请。

（2）《进口药材的批件》分为一次性有效批件和多次使用批件。一次性有效批件的有效期为1年，多次使用批件的有效期为2年。《进口药材批件》的编号格式为：国药材进字＋4位年号＋4位顺序号。国家药品监督管理部门对濒危物种药材或者首次进口药材的进口申请，颁发一次性有效批件。

2.国家对中药材出口管理规定

（1）贯彻"先国内，后国外"的原则。如国内供应、生产严重不足则停止或减少出口；国内如有剩余的，应争取多出口。

（2）出口中药材必须到对外经济贸易部审批办理《出口中药材许可证》后，方可办理出口手续。

（3）目前国家对34种中药材出口实行审批，品种是：人参、鹿茸、当归、蜂王浆、三七、麝香、甘草、杜仲、厚朴、黄芪、党参、黄连、半夏、茯苓、菊花、枸杞、山药、川芎、生地、贝母、银花、白芍、白术、麦冬、天麻、大黄、冬虫夏草、丹皮、桔梗、元胡、牛膝、连翘、罗汉果、牛黄。

3.国家对濒危物种进出口，要求申报部门须向国家濒危物种进出口管理办公室申报，凭该管理办公室批准件或允许出口证明书，再予办理检疫、检验、放行。

课堂活动

请说出3～5种你了解的中药饮片伪品与正品的区别，并说出购买中药饮片时应注意哪些问题。

二、中药饮片经营管理

中药饮片销售企业是中药饮片经营的主体，其经营行为关系到患者的用药安全。加强和规范对相关企业的管理有助于中药饮片行业健康、有序的发展。

（一）中药饮片质量管理相关规定

1.《药品管理法》规定　中药饮片的炮制，必须按照国家药品标准炮制，国家药品标准没有规定的，必须按照省、自治区、直辖市药品监督管理部门制定的炮制规范炮制。

2.《药品管理法实施条例》（2002年公布）中涉及中药饮片的规定　生产中药饮片，应当选用与药品质量相适应的包装材料和容器；包装不符合规定的中药饮片，不得销售；中药饮片包装必须印有或贴有标签；中药饮片的标签必须注明品名、规格、产地、生产企业、产品批号、生产日期，实施批准文号管理的中药饮片还必须注明药品批准文号。

3. 2003 年 12 月，国家食品药品监督管理局发布了《关于加强中药饮片包装监督管理的通知》，并做了如下规定：

（1）生产中药饮片，应选用与药品性质相适应及符合药品质量要求的包装材料和容器。严禁选用与药品性质不相适应和对药品质量可能产生影响的包装材料。

（2）中药饮片的包装必须印有或者贴有标签。中药饮片的标签注明品名、规格、产地、生产企业、产品批号、生产日期。实施批准文号管理的中药饮片还必须注明批准文号。

（3）中药饮片在发运过程中必须要有包装。每件包装上必须注明品名、产地、日期、调出单位等，并附有质量合格的标志。

（4）对不符合上述要求的中药饮片，一律不准销售。

4.《药品经营质量管理规范》对中药饮片的管理规定　经营中药饮片应划分零货称取专库（区），各库（区）应设有明显标志；分装中药饮片应有符合规定的专门场所，其面积和设备应与分装要求相适应；药品经营企业购进中药材应标明产地；中药材、中药饮片应与其他药品分开存放；对中药材和中药饮片按其特性，采取干燥、降氧、熏蒸等方法养护，对在库时间较长的中药材，应抽样送检；药品零售企业经营中药饮片应配置所需的调配处方和临方炮制的设备；中药饮片装斗前应做质量复核，不得错斗、串斗，防止混药。

（二）毒性中药饮片的经营管理

1.具有经营毒性中药资格的企业采购毒性中药饮片，必须从持有《毒性中药材的饮片定点生产证》的中药饮片生产企业和具有经营毒性中药资格的批发企业购进，严禁从非法渠道购进毒性中药饮片。

2.毒性中药饮片必须按照国家有关规定，实行专人、专库（柜）、专账、专用衡器，双人双锁保管，做到账、货、卡相符。

3.毒性中药饮片的调剂管理。群众自配民间单、秘、验方需用毒性中药，购买时要持有本单位或城市街道办事处、乡（镇）人民政府的证明信，供应部门方可发售。调配含有毒性中药饮片的处方，每次处方剂量不得超过二日极量。对处方未注明"生用"的，应给付炮制品。如在审方时对处方有疑问，必须经处方医生重新审定后方可调配。处方保存两年备查。

对属于麻醉药品管制品种的罂粟壳，国家食品药品监督管理总局根据国务院颁布的《麻醉药品管理办法》，制定了《罂粟壳管理暂行规定》，加强对罂粟壳生产、经营和使用的监督管理，以保证合法需要，防止流入非法渠道，造成不良后果。

✎ **点滴积累**

1. 中药饮片系指药材经过炮制后可直接用于中医临床或制剂生产使用的处方药品。

2. 中药饮片的炮制，必须按照国家药品标准炮制，国家药品标准没有规定的，必须按照省级药品监督管理部门规定的炮制规范炮制。

3. 生产中药饮片，应当选用与药品质量相适应的包装材料，包装不符合规定的中药饮片，不得销售；中药饮片包装必须印有或贴有标签。

任务五　中药品种保护

📖 案例

　　A 省甲公司作为合法的药品生产企业，向国家中药保护品种管理部门申请并获得了对其生产的"抗某丸"的保护，取得了国家药品监督管理局颁发的《中药保护品种证书》。B 省乙公司无视国家禁止性法律法规的规定，生产和销售 A 省甲公司的中药品种，使该期限内应当独占市场的 A 省甲公司的产品受到冲击，侵害了其中药品种保护的专属权利，构成侵权。法院依照《中华人民共和国反不正当竞争法》《中华人民共和国药品管理法》及《中药品种保护条例》的规定。做出处理：

　　1. 被告 B 省乙公司在其获得"抗某丸"同品种中药保护证书之前，停止生产和销售其产品"抗某丸"。

　　2. 由被告 B 省乙公司赔偿原告 A 省甲公司经济损失、利润损失、差旅费。

　　问题： B 省乙公司作为合法的药品生产企业，有能力、有技术生产"抗某丸"，为什么不能生产？

一、中药品种保护概述

1992 年，国务院颁布了《中药品种保护条例》（以下简称《条例》）。自 1993 年 1 月 1 日起施行。2009 年 2 月，国家食品药品监督管理局根据《条例》的有关规定，又制定并颁布实施了《中药品种保护指导原则》（以下简称《指导原则》）指出："对质量稳定、疗效确切的中药品种实行分级保护制度。"

（一）中药品种保护的范围与等级

1. 中药品种保护的适用范围　适用于中国境内生产制造的中药品种，包括中成药、天然药物的提取物及其制剂和中药人工制品。

2. 中药保护品种的等级

（1）中药一级保护品种　对特定疾病有特殊疗效。相当于国家一级保护野生药材物种的人工制成品，或目前虽属于二级保护物种，但其野生资源已处于濒危状态物种药材的人工制成品。用于预防和治疗特殊疾病。

（2）中药二级保护品种　符合上述一级保护的品种或者已经解除一级保护的品种。对特定疾病有显著疗效。从天然药物中提取的有效物质及特殊制剂。

（二）中药品种保护的类别

《指导原则》将中药保护品种划分为初次保护、同品种保护、延长保护三个类别。

1. 初次保护　首次提出的中药品种保护申请；其他同一品种生产企业在该品种保护公告前提出的保护申请，按初次保护申请管理。

2. 同品种保护　同品种是指药品名称、剂型、处方都相同的品种；同品种保护申请，是指初次保护申请品种公告后，其他同品种生产企业按规定提出的保护申请。

3. 延长保护　中药保护品种生产企业在该品种保护期届满前按规定提出延长保护的申请。

（三）中药保护品种的保护措施

1. 中药一级保护品种的保护措施

（1）国内保密规定　中药一级保护品种的处方组成、工艺制法，在保护期限内由获得《中药保护品种证书》的生产企业和有关的药品监督管理部门、单位和个人负责保密，不得公开；负有保密责任的有关部门、企业和单位应当按照国家有关规定，建立必要的保密制度。

（2）国际转让保密规定　向国外转让中药一级保护品种的处方组成、工艺制法的，应当按照国家有关保密的规定办理。

（3）保护时间的规定　中药一级保护品种的保护期分为30年、20年、10年。需要延长保护期限的，由生产企业在该品种保护期满前6个月，依照中药品种保护的申请办理程序申报，由国务院卫生行政部门根据国家中药品种保护审评委员会的审评结果确定延长的保护期限；每次延长的保护期限不得超过第一次批准时保护期限。

2. 中药二级保护品种的保护措施　中药二级保护品种保护期为7年，申请延保的，由生产企业在该品种保护期满前6个月依据条例规定的程序申报。

中药保护品种在保护期内向国外申请注册的，须经国家药品监督管理部门批准。

二、申请中药品种保护的程序

（一）受理

申请中药品种保护的企业，向国家药品监督管理局行政受理服务中心（以下简称局受理中心）报送 1 份完整资料，并将 2 份相同的完整资料报送申请企业所在地省（区、市）食品药品监督管理部门。局受理中心在收到企业的申报资料后，应在 5 日内完成形式审查，对同意受理的品种出具中药品种保护申请受理通知书，同时抄送申请企业所在地省（区、市）食品药品监督管理部门，并将申报资料转送国家中药品种保护审评委员会。

对已受理的中药品种保护申请，将在国家食品药品监督管理局网站予以公示。自公示之日起至做出行政决定期间，各地一律暂停受理该品种的仿制申请。

（二）初审和审评

各省（区、市）食品药品监督管理部门在收到企业的申报资料及局受理中心受理通知书后，应在 20 日内完成申报资料的真实性核查和初审工作，并将核查报告、初审意见和企业申报资料（1 份）一并寄至国家中药品种保护审评委员会。国家中药品种保护审评委员会在收到上述资料后，开始进行审评工作。

（三）审批和公告

国家药品监督管理部门根据审评结论，决定对申请的中药品种是否给予保护。经批准保护的中药品种，由国家食品药品监督管理局发给《中药保护品种证书》，并在政府网站和《中国医药报》上予以公告。

（四）退审的情形

有下列情形之一的，国家药品监督管理部门将终止中药品种保护审评审批，予以退审：

1. 在审评过程中发现申报资料不真实的，或在资料真实性核查中不能证明其申报资料真实性的。

2. 未在规定时限内按要求提交资料的。

3. 申报企业主动提出撤回申请的。

4. 其他不符合国家法律、法规及有关规定的。

三、中药保护品种的保护措施

（一）中药一级保护品种的保护措施

1. 中药一级保护品种的处方组成、工艺制法在保护期内由获得《中药保护品种证书》的生产企业和有关药品监督管理部门、单位和个人负责保密，不得公开。负有保密责任的有关部门、企业和单位应按照国家有关规定，建立必要的保密制度。

2. 向国外转让中药一级保护品种的处方组成、工艺制法，应当按照国家有关保密的规定办理。

3. 因特殊情况需要延长保护期的，由生产企业在该品种保护期满前 6 个月，依照中药品种保护的申请办理程序申报。由国家药品监督管理部门确定延长保护期限，不得超过第一次批准的保护期限。

（二）中药二级保护品种的保护措施

中药二级保护品种在保护期满后可以延长保护期限，时间为 7 年。由生产企业在该品种保护期满前 6 个月依据条例规定的程序申报。

（三）其他规定

1. 除临床用药紧张的中药保护品种另有规定外，被批准保护的中药品种在保护期内仅限于已获得《中药保护品种证书》的企业生产。

2. 对已批准保护的中药品种，如果在批准前是由多家企业生产的，其中未申请《中药保护品种证书》的企业应当自公告发布之日起 6 个月内向国家药品监督管理部门申报，按规定提交完整的资料，经指定的药品检验机构对申报品种进行质量检验，达到国家药品标准的，经国家药品监督管理部门审批后，补发批准文件和《中药保护品种证书》，对未达到国家药品标准的，国家药品监督管理部门依照药品管理的法律、行政法规的规定，撤销该中药品种的批准文号。

3. 中药保护品种在保护期内向国外申请注册时，必须经过国家药品监督管理部门批准同意。否则，不得办理。

4. 终止保护的情形。在保护期内的品种，有下列情形之一的，国家药品监督管理局将提前终止保护，收回其保护审批件及证书：保护品种生产企业的《药品生产许可证》被撤销、吊销或注销的；保护品种的药品批准文号被撤销或注销的；申请企业提供虚假的证明文件、资料、样品或者采取其他欺骗手段取得保护审批件及证书的；保护品种生产企业主动提出终止保护的；累计 2 年不缴纳保护品种年费的；未按照规定完成改进提高工作的；其他不符合法律、法规规定的。已被终止保护的品种的生产企业，不得再次申请该品种的中药品种保护。

📚 课堂活动

申请中药品种保护的企业，必须是该药的研发单位吗？一个中药品种，如果同时有多家企业进行生产，其中一家企业申报保护，其他企业是否可以继续生产？

四、罚则

1. 违反本《条例》的规定，将一级保护品种的处方组成、工艺制法泄密者，对其责任人员，由所在单位或者上级机关给予行政处分；构成犯罪的，依法追究刑事责任。

2. 对违反本《条例》规定，擅自仿制和生产中药保护品种的，由县级以上药品监督管理部门以生产假药依法论处。伪造《中药保护品种证书》及有关证明文件进行生产、销售的，由县级以上药品监督管理部门没收其全部有关药品及违法所得，并可以处以有关药品正品价格3倍以下罚款；对构成犯罪的，由司法机关依法追究其刑事责任。

点滴积累

1. 中药保护品种分一级、二级。一级保护品种的处方组成、工艺制法必须保密。

2. 被批准保护的中药品种在保护期内仅限于已获得证书的企业生产，擅自仿制和生产中药保护品种的，以生产假药依法论处。

复习思考

1. 简述中药材、中药饮片、中成药的含义。

2. 《野生药材资源保护管理条例》是如何对国家重点保护野生药材物种进行划分的？

3. 我国对中药品种保护的具体措施是什么？

4. 案例分析

张某在集贸市场上租赁了摊位经营农贸产品。该市药品监督管理局在例行检查时发现，张某在无《药品经营许可证》的情况下同时经营人参、黄芪、党参、三七等中药饮片，货值金额计人民币5000多元。张某还承认，有时还做点中药饮片的批发生意。

该市药品监督管理局认定：张某的行为违反了《药品管理法》第十四条的规定，依据《药品管理法》第七十三条规定，对张某无证经营药品予以取缔，并作以下处罚：①没收无证经营的药品；②处以罚款人民币15000元。

但张某认为：该局认定其无证经营药品的事实不清，适用法律错误。认为根据《药品管理法》第二十一条规定，集贸市场可以出售中药材，无须《药品经营许可证》，所以无违法行为。

思考分析：张某的观点对吗？理由是什么？

扫一扫，知答案

扫一扫，看课件

项 目 八

特殊管理药品的管理

【学习目标】

1. 掌握麻醉药品和一类精神药品保管、使用的管理要点及法律责任。

2. 熟悉麻醉药品、精神药品、医疗用毒性药品的定义；医疗用毒性药品经营、使用的管理规定及法律责任。

3. 了解放射性药品的定义，保管、使用的管理要点及法律责任；疫苗的管理要点。

任务一 特殊管理药品

📖 案例

"成瘾止咳水"一旦被人们滥用，会产生躯体和心理依赖，一旦"水瘾"发作，得不到及时饮用，会出现手抖、失眠、痉挛、抽搐及情绪烦躁、行为失控等现象，长期使用会出现骨质疏松，身高变矮，严重的会出现低血钾致心脏骤停猝死。同时，由于"水瘾"者每天需要花费大量的金钱去购买止咳药水，所以导致不少家庭陷入绝境，无法自救。究其原因就是因为该止咳药水中含有麻醉药品成分——磷酸可待因。

问题：通过本案例，你认为该如何管理特殊管理药品？

一、特殊管理药品的范围

根据我国《药品管理法》第三十五条规定，国家对麻醉药品、精神药品、医疗用毒性药品、放射性药品实行特殊管理，并具有专用标志，见图8-1。

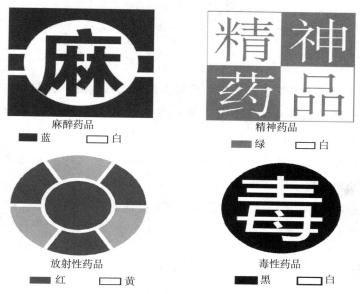

麻醉药品
■ 蓝　□ 白

精神药品
■ 绿　□ 白

放射性药品
■ 红　□ 黄

毒性药品
■ 黑　□ 白

图8-1　特殊管理药品专用标志图

此外，生物制品、易制毒化学药品等因其具有的特殊性，国家也对其进行严格管理。

二、特殊管理药品的特点

特殊管理药品，如果管理使用得当，可起到防病治病功效；若管理使用不当，不仅危害人民的身心健康，而且危害社会，贻害无穷。特殊管理药品的特点是——医疗、科研价值与毒副作用并重。如麻醉药品、精神药品的滥用称为吸毒。毒品是指鸦片、海洛因、甲基苯丙胺（冰毒）、吗啡、大麻、可卡因，以及国家规定管制的其他能够使人形成瘾癖的麻醉药品和精神药品。麻醉药品、精神药品与毒品的区别在于其使用目的。用于防病、治病的药品为麻醉药品或精神药品；非医疗、教学、研究用的麻醉药品、精神药品为毒品。

课堂活动

讨论特殊管理药品滥用的危害及如何预防特殊管理药品滥用。

点滴积累

1. 特殊管理药品包括　麻醉药品、精神药品、医疗用毒性药品和放射性药品。

2. 特殊管理药品的特点　医疗、科研价值与毒副作用并重。

任务二 麻醉药品和精神药品

案例

2016 年 3 月 7 日某市卫生执法监督大队对某医院进行监督检查，在该院药房内发现该院医师刘某、彭某共开具了三张麻、精处方笺。经核查刘某、彭某未取得麻醉药品和第一类精神药品处方资格。

结果该医院被罚人民币 2000 元整，同时被责令立即改正违法行为。刘某、彭某分别受到了警告的行政处罚。

问题：本案中医师刘某、彭某违反了哪些法律法规？

一、麻醉药品、精神药品的概念与品种

（一）麻醉药品和精神药品的概念

麻醉药品，是指对中枢神经有麻醉作用，连续使用、滥用或者不合理使用，易产生生理依赖性和精神依赖性，能成瘾癖的药品。有麻醉作用，但不会成瘾癖的麻醉药，如氯仿、乙醚等属于麻醉剂，不属于麻醉药品范围。

精神药品，指直接作用于中枢神经系统，使之兴奋或抑制，连续使用可以产生精神依赖性的药品，并依据人体对其产生的依赖性和危害人体健康的程度，分为第一类和第二类。

（二）麻醉药品和精神药品的品种范围

《麻醉药品品种目录（2013 年版）》中收载的麻醉药品共 121 种，其中我国生产和使用的有 22 种。《精神药品品种目录（2013 年版）》中收载的精神药品共 149 种，第一类精神药品 68 种，第二类精神药品 81 种，我国生产使用的有 34 种。国家对麻醉药品目录和精神药品目录进行动态管理。

我国生产及使用的麻醉药品和精神药品品种（2013 年版），见表 8-1：

表 8-1 我国生产及使用的麻醉药品和精神药品品种

药品类别	数量	品种
麻醉药品	22	可卡因、可待因、双氢可待因、乙基可待因、吗啡（包括吗啡阿托品注射液）、阿片（包括复方樟脑酊、阿橘片）、氢可酮、氢吗啡酮、美沙酮、氢考酮、二氢埃托啡、地芬诺酯、哌替啶、芬太尼、瑞芬太尼、舒芬太尼、蒂巴因、右丙氧芬、福尔可定、布桂嗪、罂粟壳、罂粟浓缩物

续表

药品类别	数量	品种
第一类精神药品	7	哌甲酯、司可巴比妥、丁丙诺啡、氯胺酮、马吲哚、三唑仑、γ-羟丁酸
第二类精神药品	27	巴比妥、戊巴比妥、异戊巴比妥、苯巴比妥、格鲁米特、喷他佐辛、阿普唑仑、地西泮、氯硝西泮、艾司唑仑、氟西泮、劳拉西泮、甲丙氨酯、咪达唑仑、硝西泮、奥沙西泮、匹莫林、唑吡坦、丁丙诺啡透皮贴剂、布托诺菲及其注射剂、咖啡因、安钠咖、地佐辛及其注射剂、麦角胺咖啡因片、氨酚氢可酮片、曲马朵、扎来普隆

二、麻醉药品和精神药品的管理

药师经本医疗机构培训考核合格后取得麻醉药品和第一类精神药品调剂资格。医疗机构应对麻醉药品和精神药品处方进行专册登记，加强管理。麻醉药品和第一类精神药品处方至少保存 3 年，第二类精神药品处方至少保存 2 年。

（一）相关法律法规依据

1.《麻醉药品和精神药品管理条例》 国务院依据《药品管理法》和有关国际公约的规定，于 2005 年 8 月 3 日颁布了《麻醉药品和精神药品管理条例》（国务院令第 442 号），自 2005 年 11 月 1 日起施行。该条例对麻醉药品和精神药品的种植、实验研究、生产、经营、使用、储存、运输、审批程序、监督管理及其应承担的法律责任进行了相应规定。

2. 其他法规 国家药品监督管理局相继颁布了《麻醉药品和精神药品生产管理办法（试行）》《麻醉药品和精神药品经营管理办法（试行）》《麻醉药品和精神药品运输管理办法》等一系列文件；卫生部也分别颁布了《麻醉药品、第一类精神药品购用印鉴卡管理规定》《医疗机构麻醉药品、第一类精神药品管理规定》《处方管理办法》等文件。

（二）麻醉药品、精神药品的使用规定

1. 生产使用的审批 药品生产企业需要以麻醉药品和第一类精神药品为原料生产普通药品的，应当向所在地省级药品监督管理部门报送年度需求计划，由国家药品监督管理局批准后，向定点生产企业购买。药品生产企业需要以第二类精神药品为原料生产普通药品的，应当将年度需求计划报所在地省级药品监督管理部门，并向定点批发企业或者定点生产企业购买。食品、食品添加剂、化妆品、油漆等非药品生产企业需要使用咖啡因作为原料的，应当经所在地省级药品监督管理部门批准，向定点批发企业或者定点生产企业购买。麻醉药品目录中的罂粟壳只能用于中药饮片和中成药的生产，以及医疗配方使用。

2. 科研、教学用途的审批 科学研究、教学单位需要使用麻醉药品和精神药品开展实验、教学活动的，经所在地省、自治区、直辖市药品监督管理部门批准，向定点批发企业或者定点生产企业购买。使用麻醉药品和精神药品的标准品、对照品的，应经所在地的省、自治区、直辖市药品监督管理部门批准，向国家药品监督管理局批准的单位购买。

3.医疗机构使用 医疗机构使用麻醉药品和第一类精神药品，需满足相关要求申领《麻醉药品、第一类精神药品购用印鉴卡》。"印鉴卡"有效期为 3 年，有效期满前 3 个月，申请换发。麻醉药品和精神药品专用处方的格式由国务院卫生主管部门规定。执业医师需经麻醉药品和精神药品使用知识和规范化管理的培训，考核合格取得麻醉药品和第一类精神药品的处方权后，方可在本医疗机构使用专用处方开具麻醉药品和第一类精神药品处方，但不得为自己开具该类药品处方。单张处方的最大用量应当符合国务院卫生主管部门的规定，见表 8-2。

表 8-2 麻醉药品和第一、二类精神药品处方限量表

处方对象		药品种类	种类或剂型	每张处方限量
门（急）诊患者	一般患者	麻醉药品、第一类精神药品	注射剂	1 次
			控缓释制剂	7 日
			其他剂型	3 日
	癌症疼痛患者、中重度慢性疼痛患者		注射剂	3 日
			控缓释制剂	15 日
			其他剂型	7 日
住院患者				1 日
门（急）诊患者		第二类精神药品	一般	7 日
所有患者		麻醉药品	哌甲酯	15 日
			盐酸二氢埃托啡、盐酸哌替啶	1 次

药师经本医疗机构培训考核合格后取得麻醉药品和第一类精神药品调剂资格。医疗机构应对麻醉药品和精神药品处方进行专册登记，加强管理。麻醉药品和第一类精神药品处方至少保存 3 年，第二类精神药品处方至少保存 2 年。

4.麻醉药品和精神药品的个人携带 因治疗疾病需要，个人凭医疗机构出具的医疗诊断书、本人身份证明，可以携带单张处方最大用量以内的麻醉药品和第一类精神药品。携带麻醉药品和第一类精神药品出入境的，由海关根据自用、合理的原则放行。

（三）麻醉药品、精神药品储存保管的相关规定

1.麻醉药品、第一类精神药品储存 应当设置麻醉药品和第一类精神药品专库的企业：包括麻醉药品药用原植物种植企业、定点生产企业、全国性批发企业和区域性批发企业，以及国家设立的麻醉药品储存单位。专库要求安装专用防盗门，实行双人双锁管理；具有相应的防火设施；具有监控设施和报警装置，报警装置应当与公安机关报警系统联网。专柜要求使用保险柜，实行双人双锁管理。所有麻醉药品和第一类精神药品的储存及

使用单位，应当配备专人负责管理工作，并建立储存麻醉药品和第一类精神药品的专用账册。专用账册的保存期限应当自药品有效期期满之日起不少于 5 年。药品入库双人验收，出库双人复核，做到账物相符。

2. 第二类精神药品经营企业储存要求　第二类精神药品经营企业应当在药品库房中设立独立的专库或者专柜储存第二类精神药品，并建立专用账册，实行专人管理。专用账册的保存期限应当自药品有效期期满之日起不少于 5 年。

（四）法律责任

《麻醉药品和精神药品管理条例》对违反规定的单位和个人做出了处罚规定。对违反规定的生产企业、批发企业和零售药店由药品监督管理部门责令限期改正，给予警告，并没收违法所得和违法销售的药品；逾期不改正的，责令停产或停业，并处一定金额的罚款；情节严重的，取消其定点生产、批发、零售资格。取得印鉴卡的医疗机构违反规定，由设区的市级卫生主管部门责令限期改正，给予警告；逾期不改正的，处 5000 元以上 1 万元以下的罚款；情节严重的，吊销其印鉴卡；对直接负责的主管人员和其他直接责任人员，依法给予降级、撤职、开除的处分。

具有麻醉药品和第一类精神药品处方资格的执业医师违反《麻醉药品和精神药品管理条例》的，由其所在医疗机构取消其麻醉药品和第一类精神药品处方资格；造成严重后果的，由原发证部门吊销其执业证书。执业医师未按照临床应用指导原则的要求使用第二类精神药品或者未使用专用处方开具第二类精神药品，造成严重后果的，由原发证部门吊销其执业证书。

未取得麻醉药品和第一类精神药品处方资格的执业医师擅自开具麻醉药品和第一类精神药品处方，由县级以上卫生主管部门给予警告，暂停其执业活动；造成严重后果的，吊销其执业证书；构成犯罪的，依法追究刑事责任。

处方的调配人、核对人违反《麻醉药品和精神药品管理条例》规定的，未对麻醉药品和第一类精神药品处方进行核对，造成严重后果的，由原发证部门吊销其执业证书。

📝 点滴积累

1. 麻醉药品，是指对中枢神经有麻醉作用，连续使用、滥用或者不合理使用，易产生生理依赖和精神依赖性，能成瘾癖的药品。

2. 精神药品，指直接作用于中枢神经系统，使之兴奋或抑制，连续使用可以产生精神依赖性的药品。

3.《麻醉药品和精神药品管理条例》对麻醉药品和精神药品的种植、实验研究、生产、经营、使用、储存、运输、审批程序、监督管理及其应承担的法律责任进行了相应规定。

4. 麻醉药品、精神药品的五专管理，即专人负责、专柜加锁、专用账册、专用处方、专册登记。

任务三　医疗用毒性药品

案例

2012年3月10日重庆市合川区80岁的陈婆婆在当地中医诊所开了一副6元钱的中药治疗支气管炎。处方中开了20g附子，注明了先煎。结果陈婆婆喝了自己家人煎煮的汤药后出现了麻舌、舌头发硬、说不出话等症状。家人赶紧将其送到合川中西医结合医院进行救治。在该医院陈婆婆被确诊为乌头碱中毒。记者采访时，中医诊所方面称：发药时已经再三告知家属要先煎附子，出现乌头碱中毒的原因是其家属在煎药时没有将附子先煎。截至记者采访时，该诊所已经赔付了陈婆婆目前的医药费，其他赔偿还在协商中。

问题：本案例中，你认为开具处方的中医诊所是否要负责任，为什么？

一、医疗用毒性药品概念与品种

（一）医疗用毒性药品的概念

医疗用毒性药品，是指毒性剧烈、治疗剂量与中毒剂量相近，使用不当会致人中毒或死亡的药品。

（二）医疗用毒性药品品种

按照《医疗用毒性药品管理办法》（1988年）规定，医疗用毒性药品分为中药和西药两大类，其中毒性中药28种，毒性西药11种。2008年将A型肉毒毒素也列入毒性药品管理。

1. 毒性中药品种　砒石（红砒、白砒）、砒霜、水银、红升丹、白降丹、红粉、轻粉、雄黄、生川乌、生草乌、生白附子、生附子、雪上一枝蒿、生半夏、生南星、生甘遂、生狼毒、生藤黄、闹羊花、洋金花、生马钱子、生千金子、生天仙子、生巴豆、斑蝥、青娘虫、红娘虫、蟾酥。

2. 毒性西药品种　去乙酰毛花苷丙、阿托品、洋地黄毒苷、氢溴酸后马托品、三氧化二砷、毛果芸香碱、升汞、水杨酸毒扁豆碱、亚砷酸钾、氢溴酸东莨菪碱、士的宁、A型肉毒毒素。

二、医疗用毒性药品管理

（一）相关的法律依据

1.《医疗用毒性药品管理办法》　1988年11月15日国务院第23号令颁布的《医疗用

毒性药品管理办法》对医疗用毒性药品的生产、供应、收购、经营、使用等进行了规定。

2. 其他法规　为了加强对医疗用毒性药品的管理，相关部门先后发布了《关于切实加强医疗用毒性药品监管的通知》（国药监安〔2002〕368号）、《关于将A型肉毒毒素列入毒性药品管理的通知》（国食药监办〔2008〕405号）等相关规定。

（二）医疗用毒性药品的管理规定

1. 医疗用毒性药品的生产管理

（1）毒性药品年度生产、收购、供应和配制计划，由省、自治区、直辖市食品药品监督管理部门根据医疗需要制定。生产单位不得擅自改变生产计划，自行销售。

（2）凡加工炮制毒性中药，必须按照《中华人民共和国药典》，药典无收载的按照省、自治区、直辖市卫生行政部门制定的《炮制规范》的规定进行。药材符合药用要求的，方可供应、配方和用于中成药生产。

（3）生产毒性药品及其制剂，必须严格执行生产工艺操作规程，由医药专业人员负责生产、配制和质量检验，并建立严格的管理制度，严防与其他药品混杂。每次配料，必须经2人以上复核无误，并在本单位药品检验人员的监督下准确投料，详细记录每次生产所用原料和成品数，经手人签字，并建立完整的生产记录，保存5年备查。所有工具、容器要处理干净，以防污染其他药品。标示量要准确无误，包装容器要有毒药标志。在生产毒性药品过程中产生的废弃物，必须妥善处理，不得污染环境。

2. 医疗用毒性药品的经营管理　医疗用毒性药品的收购、经营，由各级医药管理部门指定的药品经营单位负责。收购、经营、加工、使用毒性药品的单位必须建立健全保管、验收、领发、核对等制度。严防收假、发错，严禁与其他药品混杂，做到划定仓间或仓位，专柜加锁并由专人保管。毒性药品的包装容器上必须印有毒药标志，在运输毒性药品的过程中，应当采取有效措施，防止发生事故。

3. 医疗用毒性药品的使用管理　医疗单位供应和调配毒性药品，凭执业医生签名的正式处方。国营药店供应和调配毒性药品，凭盖有执业医生所在的医疗机构公章的正式处方。每次处方剂量不得超过两日极量。调配处方时，必须认真负责，计量准确，按医嘱注明要求，并由配方人员及具有药师以上技术职称的复核人员签名盖章后方可发出。对处方未注明"生用"的毒性中药，应当付炮制品。如发现处方有疑问时，须经原处方医生重新审定后再行调配。处方一次有效，取药后处方保存二年备查。科研和教学单位所需的毒性药品，必须持本单位的证明信，经单位所在地县级以上药监部门批准后，供应部门方能发售。群众自配民间单、秘、验方需用毒性中药，购买时要持有本单位或者城市街道办事处、乡（镇）人民政府的证明信，供应部门方可发售。每次购用量不得超过2日极量。

（三）法律责任

对违反《医疗用毒性药品管理办法》的规定，擅自生产、收购、经营毒性药品的单位或者个人，由县以上卫生行政部门没收其全部毒性药品，并处以警告或按非法所得的 5～10 倍罚款。情节严重、致人伤残或死亡，构成犯罪的，由司法机关依法追究其刑事责任。

点滴积累

1. 医疗用毒性药品，是指毒性剧烈、治疗剂量与中毒剂量相近，使用不当会致人中毒或死亡的药品。

2.《医疗用毒性药品管理办法》对医疗用毒性药品（毒性中药 28 种，毒性西药 11 种）的生产、供应、收购、经营、使用等进行了规定。

3. 2008 年 A 型肉毒毒素列入毒性药品管理。

任务四　放射性药品

案例

1992 年 11 月 19 日，山西省忻州环境监测站建筑工人张有昌捡到一个像是日光灯启辉器的金属体（实为装有钴 60 的放射源），随手装进了外套右边的口袋。3 个小时后，他身体出现了恶心，肚子疼，不断呕吐等症状。送医院后，医院无法确诊。该事件最终导致张友昌，以及其兄、其父死亡。张友昌妻子及腹中胎儿也受到了辐射，并在北京得到确诊为放射病。胎儿因受到辐射，18 岁时的智商与儿童相仿，低于 99.9% 的人群。

钴 60 虽非放射性药品，但该事件充分说明了放射性物质所能产生的杀伤力。放射性药品如果管理不当同样也会给人们带来伤害。

问题：通过该案例你认为放射性药品需要严加管理吗？该从哪些方面严加管理呢？

一、放射性药品的概念及品种

（一）放射性药品的概念

放射性药品是指用于临床诊断或者治疗的放射性核素制剂或者其标记药物。放射性药品与其他药品的不同之处在于，放射性药品含有的放射性核素能放射出射线。

（二）放射性药品的品种

2015 版药典收载的 30 种放射性药品有：来昔决南钐［153Sm］注射液、氙［133Xe］注射液、邻碘［131I］马尿酸钠注射液等。其中主要含的放射核素是：18 氟、32 磷、51 铬、67 镓、89 锶、99 锝、125 碘、131 碘、133 氙、153 钐、201 铊。

二、放射性药品的管理

（一）相关的法律依据

1.《放射性药品管理办法》（1989 年） 该法规对放射性药品的研究、审批、生产、经营、进出口、包装、运输、使用等进行了规定。

2. 其他法规 为了加强对放射性药品的管理，相关部门先后发布了《医疗机构制备正电子类放射性药品管理规定》（国食药监安〔2006〕4 号）、《食品药品监管总局关于正电子类放射性药品委托生产监督管理有关事宜的通知》（食药监药化监〔2014〕249 号）等相关规定。

（二）放射性药品的管理规定

1. 开办放射性药品生产、经营企业的条件及审批程序

（1）开办放射性药品生产、经营企业，必须具备《药品管理法》第 8 条规定的条件，符合国家的放射卫生防护基本标准，并履行环境影响报告的审批手续，经相关部门审核批准后发放《放射性药品生产许可证》《放射性药品经营许可证》。无许可证的生产、经营企业，一律不准生产、销售放射性药品。

（2）放射性药品生产、经营企业，必须配备与生产、经营放射性药品相适应的专业技术人员，具有安全防护和废气、废物、废水处理等设施，并建立严格的质量管理制度。

（3）申请《放射性药品生产许可证》《放射性药品经营许可证》，须向所在地省级药品监督管理部门申报，初审后报国家药品监督管理局，经转国家国防科技工业局审查同意，国家药品监督管理部门审核批准后，由所在地省级药品监督管理部门发给《放射性药品生产许可证》《放射性药品经营许可证》。《放射性药品生产许可证》《放射性药品经营许可证》的有效期为 5 年，期满前 6 个月，放射性药品生产、经营企业应当分别向原发证的药品监督管理部门重新提出申请换发新证。

2. 放射性药品的生产经营管理

（1）生产管理 国家根据需要，对放射性药品实行合理布局，定点生产。放射性药品生产企业生产已有国家标准的放射性药品，必须经国家药品监督管理局与国家国防科技工业局审核批准，并发给批准文号。放射性药品生产、经营企业，必须建立质量检验机构，严格实行生产全过程的质量控制和检验。产品出厂前，须经质量检验。符合国家药品标准的产品方可出厂，不符合标准的产品一律不准出厂。

（2）经营管理　　放射性药品的生产、经营单位和医疗单位凭省、自治区、直辖市药品监督管理部门发给的《放射性药品生产许可证》《放射性药品经营许可证》，医疗单位凭省、自治区、直辖市公安、环保和药品监督管理部门联合发给的《放射性药品使用许可证》，申请办理订货。

3. 放射性药品的包装和运输管理

（1）包装和标签的要求　　放射性药品的包装必须安全实用，符合放射性药品质量要求，具有与放射性剂量相适应的防护装置，包装必须分内包装和外包装两部分，外包装必须贴有商标、标签、说明书和放射性药品标志，内包装必须贴有标签。标签必须注明药品品名、放射性比活度、装量。

（2）放射性药品的运输　　放射性药品的运输按国家运输、邮政等部门制订的有关规定执行。严禁任何单位和个人随身携带放射性药品乘坐公共交通运输工具。

4. 放射性药品的使用

（1）医疗单位设置核医学科、室（同位素室），必须配备与其医疗任务相适应的并经核医学技术培训的技术人员。

（2）持有《放射性药品使用许可证》的医疗单位方可使用放射性药品。《放射性药品使用许可证》有效期为5年，期满前6个月，医疗单位应当向原发证的行政部门重新提出申请，经审核批准后，换发新证。

（3）持有《放射性药品使用许可证》的医疗单位，必须负责对使用的放射性药品进行临床质量检验，收集药品不良反应等项工作，并定期向所在地卫生行政部门报告。

（4）放射性药品使用后的废物（包括患者排出物），必须按国家有关规定妥善处置。

（三）法律责任

对违反《放射性药品管理办法》规定的单位或者个人，由县以上卫生行政部门，按照《药品管理法》和有关法规的规定处罚。构成犯罪的由司法机关依法追究其刑事责任。

📝 点滴积累

1. 放射性药品是指用于临床诊断或者治疗的放射性核素制剂或者其标记药物。

2.《放射性药品管理办法》对放射性药品的研究、审批、生产、经营、进出口、包装、运输、使用等进行了规定。

3.《放射性药品生产许可证》《放射性药品经营许可证》《放射性药品使用许可证》的有效期为5年，期满前6个月，放射性药品生产、经营使用单位应当分别向原发证的药品监督管理部门重新提出申请换发新证。

任务五 其他特殊管理药品

▌▌▌ 案例

　　2010 年 3 月 17 日，据有关媒体报道，山西近百名儿童注射疫苗后不明病因致死、致残或引发各种后遗病症。家长伤心欲绝、四处求治、负担沉重。导致如此惨剧的病源何在？

　　锲而不舍的患儿家长纷纷质疑："接种了乙脑疫苗怎么又会得乙脑？""急性播散性脑脊髓炎难道不是接种疫苗所致？"接种疫苗违规操作，还是"高温暴露"疫苗失效？……矛头直指用来保障人民生命健康的疫苗！

　　问题：试分析山西疫苗事件中近百名儿童注射疫苗后致死、致残，或引发各种后遗病症的可能因素。

一、其他特殊管理药品类别

　　除《药品管理法》规定实行特殊管理的毒、麻、精、放药品外，在实际的药品管理中，国家对生物制品、易制毒药品等也进行严格管理。

　　生物制品的化学性质与生物学性质都很不稳定，为了保证生物制品的质量，必须对其原料、生产过程和最终产品、运输、储存和使用的全程进行质量控制。现行的相关法规主要有《生物制品批签发管理办法》（2004 年）、《血液制品管理条例》（1996 年）等。其中，疫苗类生物制品，因其接种范围比较广，一旦质量出现问题，其危害比较大，故在生物制品中主要介绍疫苗的管理。

二、疫苗的管理

（一）相关的法律依据

　　《疫苗流通和预防接种管理条例》（2005 年国务院令第 434 号）、《国务院关于修改〈疫苗流通和预防接种管理条例〉的决定》（2016 年国务院令第 668 号）等。

（二）疫苗的管理规定

　　疫苗，是指为了预防、控制传染病的发生、流行，用于人体预防接种的疫苗类预防性生物制品。疫苗分为两类：第一类疫苗，是指政府免费向公民提供，公民应当依照政府的规定受种的疫苗；第二类疫苗，是指由公民自费并且自愿受种的其他疫苗。疫苗的流通、预防接种及其监督管理规定主要如下：

1. 疫苗的流通管理 药品批发企业具备下列条件：具有从事疫苗管理的专业技术人员；具有保证疫苗质量的冷藏设施设备和冷藏运输工具；具有符合疫苗储存运输管理规范的管理制度的，经审查批准取得疫苗经营资格的药品批发企业可以经营疫苗。零售企业不得从事疫苗经营活动。采购疫苗，应当通过省级公共资源交易平台进行。疾病预防控制机构、接种单位、疫苗生产企业、批发企业、接受委托配送疫苗的企业应当遵守疫苗储存、运输管理规范，保证疫苗质量。疫苗储存、运输的全过程应当始终处于规定的温度环境，不得脱离冷链，并定时监测、记录温度。对于冷链运输时间长、需要配送至偏远地区的疫苗，省级疾病预防控制机构应当提出加贴温度控制标签的要求。

2. 疫苗接种管理 接种单位应当具备下列条件：具有医疗机构执业许可证件；具有经过县级卫生主管部门组织的预防接种专业培训并考核合格的执业医师、执业助理医师、护士或者乡村医生；具有符合疫苗储存、运输管理规范的冷藏设施、设备和冷藏保管制度。接种单位接种疫苗，应当遵守预防接种工作规范、免疫程序、疫苗使用指导原则和接种方案，并在其接种场所的显著位置公示第一类疫苗的品种和接种方法。接种记录保存时间不得少于5年。

3. 监督管理 国家建立疫苗全程追溯制度。药品监督管理部门依照《药品管理法》及其实施条例的有关规定，对疫苗在储存、运输、供应、销售、分发和使用等环节中的质量进行监督检查，并将检查结果及时向同级卫生主管部门通报。药品监督管理部门在监督检查中，对有证据证明可能危害人体健康的疫苗及其有关材料可以采取查封、扣押的措施，并在7日内做出处理决定；疫苗需要检验的，应当自检验报告书发出之日起15日内做出处理决定。县级以上卫生主管部门在各自职责范围内履行监督检查职责，对监督检查情况应当予以记录，发现违法行为的，应当责令有关单位立即改正。疾病预防控制机构、接种单位对包装无法识别、超过有效期、脱离冷链、经检验不符合标准、来源不明的疫苗，应当如实登记，向所在地县级药品监督管理部门报告，由县级药品监督管理部门会同同级卫生主管部门按照规定监督销毁。疾病预防控制机构、接种单位应当如实记录销毁情况，销毁记录保存时间不得少于5年。

（三）法律责任

根据《疫苗流通和预防接种管理条例》《国务院关于修改〈疫苗流通和预防接种管理条例〉的决定》对违反规定的单位由县级以上卫生主管部门责令改正，通报批评，给予警告；有违法所得的，没收违法所得的处分。拒不改正的，对主要负责人、直接负责的主管人员和其他直接责任人员依法给予警告至降级的处分。对负有责任的医疗卫生人员责令暂停3个月以上6个月以下的执业活动。造成受种者人身损害或者其他严重后果的，对主要负责人、直接负责的主管人员依法给予开除的处分，并由原发证部门吊销负有责任的医疗卫生人员的执业证书；构成犯罪的，依法追究刑事责任。

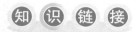

知 识 链 接

易制毒化学品是指国家规定管制的可用于制造毒品的前体、原料和化学助剂等物质。目前，我国列管了三类 24 个品种。第一类主要是用于制造毒品的原料，第二类、第三类主要是用于制造毒品的配剂。现行相关法律主要有《易制毒化学品管理条例》（2005 年国务院令第 445 号）、《易制毒化学品进出口管理规定》（2006 年商务部第 7 号令）、《麻黄素类易制毒化学品出口企业核定暂行办法》（2006 年商务部第 9 号令）、《药品类易制毒化学品管理办法》（2010 年卫生部令第 72 号）等。

点滴积累

1. 除毒、麻、精、放外，生物制品（含疫苗）、易制毒化学药品也实行严格管理。

2.《疫苗流通和预防接种管理条例》《国务院关于修改〈疫苗流通和预防接种管理条例〉的决定》对疫苗的流通、接种、监督管理等方面进行了规定。

复习思考

扫一扫，知答案

1. 简述申请《印鉴卡》的医疗机构应当符合的条件。

2. 解释麻醉药品和精神药品的含义。

3. 简述麻醉药品和精神药品定点生产企业和批发企业应当具备的条件。

4. 案例分析

2016 年 3 月以来，针对某省非法经营疫苗洗了案件暴露的疫苗流通管理的突出问题，国务院于 2016 年 4 月 23 日公布了《国务院关于修改＜疫苗流通和预防接种管理条例＞的决定》（国务院令第 668 号）（以下简称《决定》）。《决定》修改了第二类疫苗的流通方式，取消疫苗批发企业经营疫苗的环节，明确疫苗的采购全部纳入省级公共资源交易平台，第二类疫苗由省级疾病预防控制机构组织在平台上集中采购。由县级疾病预防控制机构向疫苗生产企业采购后供应给本行政区域的接种单位。同时，《决定》强化了疫苗全程冷链储运管理制度，完善了疫苗全程追溯管理制度，规定国家建立疫苗全程追溯制度。

问题：

1.《疫苗流通和预防接种管理条例》中如何定义"第二类疫苗"？

2. 第二类疫苗按规定应如何流通？

项 目 九

药品信息管理

【学习目标】

1. 掌握药品说明书和标签管理的相关规定。

2. 熟悉中药、天然药物处方药说明书格式内容及书写要求。

3. 了解药品说明书和标签的含义。

任务一 概 述

案例

某药业有限公司生产的乳酸依沙丫啶（利凡诺尔粉），该药品属于消毒防腐药。该药业有限公司在药品标签和说明书中擅自标示适应证，其中"近年应用于中期妊娠引产成功率可达 98% 左右"属于厂家擅自用语。

问题：

1. 你认为国家对药品包装和说明书中标示的内容有要求吗？

2. 药品生产企业可以自行标示相关内容吗？

一、药品标签

药品标签是指药品包装上印有或者贴有的内容，分为内标签和外标签。药品内标签是指直接接触药品包装的标签，外标签是指内标签以外的其他包装上的标签，包括用于运输、储存包装的标签和原料药标签。

药品标签是传递药品信息、指导医药专业人员和消费者选择用药的重要资料之一，错误的药品信息必将产生严重的后果。

二、药品说明书

药品说明书是载明药品的重要信息的法定文件，是对药品的性状、药理药效、功能及应用等全方面介绍说明的文字材料，其包含药品安全性、有效性的重要科学数据、结论和信息，是选用药品的法定指南，用以指导安全、合理使用药品。

📚 课堂活动

你在使用药品前会阅读药品标签和说明书吗？如果阅读，主要看哪些内容？

任务二 药品说明书和标签管理

📚 案例

某制药有限责任公司生产的通用名为"小儿暖脐膏"的药品，其外包装上名称显著标示为"消疝暖脐"，刻意隐藏了"小儿"二字，而"消疝"为该制药有限责任公司的注册商标名。

问题：

1. 你认为这种标示违规吗？

2. 国家对药品标签中通用名称的标示有何要求？

一、药品说明书和标签管理规定

为规范药品说明书和标签的管理，2006 年 3 月 10 日经国家食品药品监督管理局局务会审议通过了《药品说明书和标签管理规定》，其中既有对药品说明书和标签管理的单独要求，也有对药品说明书和标签管理的共同要求。

（一）药品标签的管理规定

1. 药品的标签，是指药品包装上印有或者贴有的内容，分为内标签和外标签。

2. 药品的内标签应当包含药品通用名称、适应证或者功能主治、规格、用法用量、生产日期、产品批号、有效期、生产企业等内容。

3. 药品外标签应当注明药品通用名称、成分、性状、适应证或者功能主治、规格、用法用量、不良反应、禁忌、注意事项、贮藏、生产日期、产品批号、有效期、批准文号、生产企业等内容。适应证或者功能主治、用法用量、不良反应、禁忌、注意事项不能全部注明的，应当标出主要内容并注明"详见说明书"字样。

4. 用于运输、储藏的包装的标签，至少应当注明药品通用名称、规格、贮藏、生产日期、产品批号、有效期、批准文号、生产企业，也可以根据需要注明包装数量、运输注意事项或者其他标记等必要内容。

5. 原料药的标签应当注明药品名称、贮藏、生产日期、产品批号、有效期、执行标准、批准文号、生产企业，同时还需注明包装数量以及运输注意事项等必要内容。

6. 同一药品生产企业生产的同一药品，药品规格和包装规格均相同的，其标签的内容、格式及颜色必须一致；药品规格或者包装规格不同的，其标签应当明显区别或者规格项明显标注。

同一药品生产企业生产的同一药品，分别按处方药与非处方药管理的，两者的包装颜色应当明显区别。

7. 对贮藏有特殊要求的药品，应当在标签的醒目位置注明。

8. 药品标签中的有效期应当按照年、月、日的顺序标注，年份用四位数字表示，月、日用两位数表示。其具体标注格式为"有效期至 XXXX 年 XX 月"或者"有效期至 XXXX 年 XX 月 XX 日"；也可以用数字和其他符号表示为"有效期至 XXXX.XX."或者"有效期至 XXXX/XX/XX"等。

预防用生物制品有效期的标注按照国家药品监督管理局批准的注册标准执行，治疗用生物制品有效期的标注自分装日期计算，其他药品有效期的标注自生产日期计算。

有效期若标注到日，应当为起算日期对应年月日的前一天，若标注到月，应当为起算月份对应年月的前一月。

（二）药品说明书的管理规定

1. 药品说明书应当包含药品安全性、有效性的重要科学数据、结论和信息，用以指导安全、合理使用药品。药品说明书的具体格式、内容和书写要求由食品药品监督管理局制定并发布。

2. 药品说明书对疾病名称、药学专业名词、药品名称、临床检验名称和结果的表述，应当采用国家统一颁布或规范的专用词汇，度量衡单位应当符合国家标准的规定。

3. 药品说明书应当列出全部活性成分或者组方中的全部中药药味。注射剂和非处方药还应当列出所用的全部辅料名称。

药品处方中含有可能引起严重不良反应的成分或者辅料的，应当予以说明。

4. 药品生产企业应当主动跟踪药品上市后的安全性、有效性情况，需要对药品说明书进行修改的，应当及时提出申请。

根据药品不良反应监测、药品再评价结果等信息，国家食品药品监督管理局也可以要求药品生产企业修改药品说明书。

5. 药品说明书获准修改后，药品生产企业应当将修改的内容立即通知相关药品经营企业、使用单位及其他部门，并按要求及时使用修改后的说明书和标签。

6. 药品说明书应当充分包含药品不良反应信息，详细注明药品不良反应。药品生产企业未根据药品上市后的安全性、有效性情况及时修改说明书，或者未将药品不良反应在说明书中充分说明的，由此引起的不良后果由该生产企业承担。

7. 药品说明书核准日期和修改日期应当在说明书中醒目标示。

（三）药品说明书和标签管理的共同要求

1. 药品说明书和标签由国家药品监督管理局予以核准。

药品的标签应当以说明书为依据，其内容不得超出说明书的范围，不得印有暗示疗效、误导使用和不适当宣传产品的文字和标识。

2. 药品包装必须按照规定印有或者贴有标签，不得夹带其他任何介绍或者宣传产品、企业的文字、音像及其他资料。

3. 药品说明书和标签的文字表述应当科学、规范、准确。非处方药说明书还应当使用容易理解的文字表述，以便患者自行判断、选择和使用。

4. 药品说明书和标签中的文字应当清晰易辨，标识应当清楚醒目，不得有印字脱落或者粘贴不牢等现象，不得以粘贴、剪切、涂改等方式进行修改或者补充。

5. 药品说明书和标签应当使用国家语言文字工作委员会公布的规范化汉字，增加其他文字对照的，应当以汉字表述为准。

6. 出于保护公众健康和指导正确合理用药的目的，药品生产企业可以主动提出在药品说明书或者标签上加注警示语，国家食品药品监督管理局也可以要求药品生产企业在说明书或者标签上加注警示语。

7. 药品说明书和标签中标注的药品名称必须符合国家食品药品监督管理局公布的药品通用名称和商品名称的命名原则，并与药品批准证明文件的相应内容一致。

8. 药品通用名称应当显著、突出，其字体、字号和颜色必须一致，并符合相关要求。

9. 药品商品名称不得与通用名称同行书写，其字体和颜色不得比通用名称更突出和显著，其字体以单字面积计不得大于通用名称所用字体的二分之一。

10. 药品说明书和标签中禁止使用未经注册的商标以及其他未经国家药品监督管理局批准的药品名称。

药品标签使用注册商标的，应当印刷在药品标签的边角，含文字的，其字体以单字面积计不得大于通用名称所用字体的四分之一。

11. 麻醉药品、精神药品、医疗用毒性药品、放射性药品、外用药品和非处方药等国家规定有专用标识的，其说明书和标签必须印有规定的标识。

国家对药品说明书和标签有特殊规定的，遵从其规定。

12.药品说明书和标签不符合本规定的，按照《中华人民共和国药品管理法》的相关规定进行处罚。

📚 课堂活动

你在选购药品前会关注药品标签上的标识吗？你知道具有哪些标识的药品可以自主选用？哪些需要执业医师开具处方吗？

二、中药、天然药物处方药说明书格式内容及书写要求

为了规范药品说明书的书写和印制，国家食品药品监督管理局于 2006 年 06 月 22 日下发了《关于印发中药、天然药物处方药说明书格式内容书写要求及撰写指导原则的通知》，明确了《中药、天然药物处方药说明书格式》以及《中药、天然药物处方药说明书内容书写要求》。

（一）药品说明书格式内容

不同种类药品说明书应列项目，见表 9-1。

表 9-1　不同种类药品说明书应列项目

核准日期（CFDA 批准药品注册时间）　　　　　　　　　　　　　　　　　OTC、特殊药品、外用药品标识（位置）
修改日期（按历次修改的时间顺序逐行书写）

XXX（通用名）说明书
警示语（位置）

不同种类药品说明书应列项目

项目	化学药品和治疗用生物制品处方药	预防用生物制品	中药、天然药物处方药	化学药品非处方药	中成药非处方药
【药品名称】	√	√	√	√	√
【成分】	√		√	√	√
【性状】	√		√	√	√
【成分和性状】		√			
【适应证】	√			√	
【接种对象】		√			
【功能主治】/【适应证】			√		√
【作用类别】				√	

续表

项目	化学药品和治疗用生物制品处方药	预防用生物制品	中药、天然药物处方药	化学药品非处方药	中成药非处方药
【功能主治】					√
【作用与用途】		√			
【规格】	√	√	√	√	√
【用法用量】	√		√	√	√
【免疫程序和剂量】		√			
【不良反应】	√	√	√	√	√
【禁忌】	√	√	√	√	√
【注意事项】	√	√	√	√	√
【孕妇及哺乳期妇女用药】	√		√		
【儿童用药】	√		√		
【老年用药】	√		√		
【药物相互作用】	√		√	√	
【药物过量】	√				
【临床试验】	√		√		
【药理毒理】	√		√		
【药代动力学】	√				
【贮藏】	√	√	√	√	√
【包装】	√	√	√	√	√
【有效期】	√	√	√	√	√
【执行标准】	√	√	√	√	√
【批准文号】	√	√	√	√	√
【说明书修订日期】				√	√
【生产企业】	√	√	√	√	√

（二）中药、天然药物处方药说明书格式内容书写要求

1. 核准日期和修改日期 核准日期和修改日期应当印制在说明书首页左上角。修改日期位于核准日期下方，进行过多次修改的，仅列最后一次的修改日期；未进行修改的，可不列修改日期。

核准日期指国家药品监督管理局批准该药品注册的日期。修改日期指该药品说明书的

修改被国家药品监督管理局或省级食品药品监督管理局核准的日期。

2. 特殊药品、外用药品标识 麻醉药品、精神药品、医疗用毒性药品和外用药品等专用标识在说明书首页右上方标注。

3. 说明书标题 "XXX 说明书"中的"XXX"是指该药品的通用名称。"请仔细阅读说明书并在医师指导下使用",该内容必须标注,并印制在说明书标题下方。

4. 警示语 是指对药品严重不良反应及其潜在的安全性问题的警告,还可以包括药品禁忌、注意事项及剂量过量等需提示用药人群特别注意的事项。

5. 药品名称 药品名称应与国家批准的该品种药品标准中的药品名称一致。

6. 成分 应列出处方中所有的药味或有效部位、有效成分等。注射剂还应列出所用的全部辅料名称。成分排序应与国家批准的该品种药品标准一致,辅料列于成分之后。

7. 性状 应与国家批准的该品种药品标准中的性状一致。

8. 功能主治／适应证 应与国家批准的该品种药品标准中的功能主治或适应证一致。

9. 规格 应与国家批准的该品种药品标准中的规格一致。同一药品生产企业生产的同一品种,如规格或包装规格不同,应使用不同的说明书。

10. 用法用量 应与国家批准的该品种药品标准中的用法用量一致。

11. 不良反应 应当实事求是地详细列出该药品不良反应。并按不良反应的严重程度、发生的频率或症状的系统性列出。尚不清楚有无不良反应的,可在该项下以"尚不明确"来表述。

12. 禁忌 应当列出该药品不能应用的各种情况,例如禁止应用该药品的人群、疾病等情况。尚不清楚有无禁忌的,可在该项下以"尚不明确"来表述。

13. 注意事项 列出使用时必须注意的问题,包括需要慎用的情况(如肝、肾功能的问题),影响药物疗效的因素(如食物、烟、酒),用药过程中需观察的情况(如过敏反应,定期检查血象、肝功、肾功)及用药对于临床检验的影响等。

14. 孕妇及哺乳期妇女用药 如进行过该项相关研究,应简要说明在妊娠、分娩及哺乳期,该药对母婴的影响,并说明可否应用本品及用药注意事项。如未进行该项相关研究,可不列此项。如有该人群用药需注意的内容,应在"注意事项"项下予以说明。

15. 儿童用药 如进行过该项相关研究,应说明儿童患者可否应用该药品。可应用者需应说明用药须注意的事项。如未进行该项相关研究,可不列此项。如有该人群用药需注意的内容,应在"注意事项"项下予以说明。

16. 老年用药 如进行过该项相关研究,应对老年患者使用该药品的特殊情况予以说明。

17. 药物相互作用 如进行过该项相关研究,应详细说明哪些或哪类药物与本药品产生相互作用,并说明相互作用的结果。如未进行该项相关研究,可不列此项,但注射剂除外。注射剂必须以"尚无本品与其他药物相互作用的信息"来表述。

18. **临床试验**　对于 2006 年 7 月 1 日之前批准注册的中药、天然药物，如在申请药品注册时经国家药品监督管理部门批准进行过临床试验，应当描述为"本品于 XXXX 年经_____批准进行过____例临床试验"。对于 2006 年 7 月 1 日之后批准注册的中药、天然药物，如申请药品注册时，经国家药品监督管理部门批准进行过临床试验的，应描述该药品临床试验的概况，包括研究对象、给药方法、主要观察指标、有效性和安全性结果等。未按规定进行过临床试验的，可不列此项。

19. **药理毒理**　申请药品注册时，按规定进行过系统相关研究的，应列出药理作用和毒理研究两部分内容：药理作用是指非临床药理试验结果，应分别列出与已明确的临床疗效密切相关的主要药效试验结果；毒理研究是指非临床安全性试验结果，应分别列出主要毒理试验结果。未进行相关研究的，可不列此项。

20. **药代动力学**　应包括药物在体内的吸收、分布、代谢和排泄过程，以及药代动力学的相关参数。一般应以人体临床试验结果为主，如缺乏人体临床试验结果，可列出非临床试验结果，并加以说明。未进行相关研究的，可不列此项。

21. **贮藏**　应与国家批准的该品种药品标准"贮藏"项下的内容一致。需要注明具体温度的，应按《中国药典》中的要求进行标注。如：置阴凉处（不超过 20℃）。

22. **包装**　包括直接接触药品的包装材料和容器及包装规格，并按该顺序表述。包装规格一般是指上市销售的最小包装的规格。

23. **有效期**　应以月为单位表述。

24. **执行标准**　应列出目前执行的国家药品标准的名称、版本及编号，或名称及版本，或名称及编号。

25. **批准文号**　是指国家批准该药品的药品批准文号、进口药品注册证号或者医药产品注册证号。

26. **生产企业**　是指该药品的生产企业。该项内容必须与药品批准证明文件中的内容一致，并按下列方式列出：

企业名称：

生产地址：

邮政编码：

电话号码：

传真号码：

注册地址：应与《药品生产许可证》中的注册地址一致。

网　　址：如无网址，此项可不保留。

课堂活动

你在日常生活中是否会严格按照药品说明书和标签上的要求使用药品？

你使用后发现有不良反应吗？如果有，与说明书标注的不良反应一致吗？

点滴积累

1. 药品说明书和标签由国家药品监督管理局予以核准。药品的标签应当以说明书为依据，其内容不得超出说明书的范围，不得印有暗示疗效、误导使用和不适当宣传产品的文字和标识。

2. 药品通用名称应当显著、突出，其字体、字号和颜色必须一致，并符合要求。

复习思考

1. 我国对药品标签中通用名称的书写有哪些要求？

2. 我国对药品标签中商品名称的书写有哪些要求？

3. 什么是药品标签？药品外标签与内标签有何不同？

扫一扫，知答案

扫一扫，看课件

项目十

药品价格和广告的管理

【学习目标】
1. 掌握药品广告审查及发布的相关规定。
2. 熟悉我国目前药品价格管理的基本形式及广告违规处理。
3. 了解药品价格管理的意义及药品价格和广告的监督管理。

任务一　药品价格管理

📚 案例

2015 年 9 月，李某到某地物价管理部门反映，称其到某医院看病，接诊医师为其开具了三种药品，经药房计价共 366 元，觉得药品价格很贵，无法承受。随后到当地零售药店咨询价格，发现其他药店同样三种药品价格合计仅有 50 元左右，医院药品价格竟然高出 5 倍还多。

问题：通过本案例，你对药品的价格有何认识？

一、实施药品价格管理的意义

药品价格与人民群众的切身利益密切相关，是当前社会关注的热点和焦点问题，国家对药品价格的管理非常重视。药品价格管理旨在使药品价格合更趋合理化，合理、适当的价格将使药品的生产、经营、使用等各个方面利益得到保障，使医药产业能够健康可持续地发展，同时也满足人民群众不断增长的医疗卫生需求，减轻患者不合理的医药负担。

二、药品价格管理形式

第十二届全国人民代表大会常务委员会第十四次会议于 2015 年 4 月 24 日修改通过的《中华人民共和国药品管理法》（以下简称《药品管理法》），删去原《药品管理法》（2001年修订）第五十五条，即依法实行政府定价、政府指导价两种药品价格管理形式。依据新修订《药品管理法》的规定，目前我国药品价格管理只有市场调节价一种形式。依法实行市场调节价的药品，药品的生产企业、经营企业和医疗机构应当按照公平、合理和诚实信用、质价相符的原则制定价格，为用药者提供价格合理的药品。

2015 年国家发展改革委、国家卫生计生委、人力资源社会保障部、工业和信息化部、财政部、商务部、食品药品监管总局制定了《推进药品价格改革的意见》（发改价格〔2015〕904 号），明确规定自 2015 年 6 月 1 日起，除麻醉药品和第一类精神药品外，取消原政府制定的药品价格。麻醉、第一类精神药品仍暂时由国家发展改革委实行最高出厂价格和最高零售价格管理。

📖 课堂活动

你日常购用药品时，感觉药品价格合理吗？药品价格应该由哪个部门监管？

📝 **点滴积累**

依据 2015 年 4 月 24 日新修订的《药品管理法》第五十五条，目前我国药品价格管理只有市场调节价一种形式。依法实行市场调节价的药品，药品的生产企业、经营企业和医疗机构应当按照公平、合理和诚实信用、质价相符的原则制定价格，为用药者提供价格合理的药品。

任务二　药品广告管理

📖 案例

某制药有限责任公司生产的药品"舒筋活络丸"，通过电视媒介发布虚假违法广告，宣称"只需十盒病根断，保你腰突再不犯，只吃五个疗程，这腰比没得腰脱之前还结实了，最快的仅仅一个月，最慢的不到半年，花几百块钱就轻松治好了各种腰椎间盘突出症"等。（摘自国家食品药品监督管理总局网站）

问题：

1. 日常生活中遇到这种广告你会相信吗？

2. 通过本案例，你认为药品广告宣传需要从哪些方面进行规范？

一、《药品广告审查办法》

为加强药品广告管理，保证药品广告的真实性和合法性，国家食品药品监督管理局、国家工商行政管理总局于 2007 年 03 月 13 日审议通过了《药品广告审查办法》。

（一）药品广告的申请

1. 申请人　药品广告批准文号的申请人必须是具有合法资格的药品生产企业或者药品经营企业。药品经营企业作为申请人的，必须征得药品生产企业的同意。申请人可以委托代办人代办药品广告批准文号的申办事宜。

2. 申请对象　申请药品广告批准文号，向药品生产企业所在地的药品广告审查机关提出。

3. 申请药品广告批准文号应当提交的材料　申请药品广告批准文号，应当提交《药品广告审查表》，并附与发布内容相一致的样稿（样片、样带）和药品广告申请的电子文件，同时提交以下真实、合法、有效的证明文件：

（1）申请人的《营业执照》复印件。

（2）申请人的《药品生产许可证》或者《药品经营许可证》复印件。

（3）申请人是药品经营企业的，应当提交药品生产企业同意其作为申请人的证明文件原件。

（4）代办人代为申办药品广告批准文号的，应当提交申请人的委托书原件和代办人的营业执照复印件等主体资格证明文件。

（5）药品批准证明文件（含《进口药品注册证》《医药产品注册证》）复印件、批准的说明书复印件和实际使用的标签及说明书。

（6）非处方药品广告需提交非处方药审核登记证书复印件或相关证明文件的复印件。

（7）申请进口药品广告批准文号的，应当提供进口药品代理机构的相关资格证明文件的复印件。

（8）广告中涉及药品商品名称、注册商标、专利等内容的，应当提交相关有效证明文件的复印件，以及其他确认广告内容真实性的证明文件。

提供本条规定的证明文件的复印件，需加盖证件持有单位的印章。

（二）药品广告的受理

药品广告审查机关收到药品广告批准文号申请后，对申请材料齐全并符合法定要求的，发给《药品广告受理通知书》。申请材料不齐全或者不符合法定要求的，应当当场或者在5个工作日内一次告知申请人需要补正的全部内容。逾期不告知的，自收到申请材料之日起即为受理。

（三）药品广告的审查

1.药品广告的含义 凡利用各种媒介或者形式发布的广告含有药品名称、药品适应证（功能主治）或者与药品有关的其他内容的，为药品广告，应当按照本办法进行审查。

2.无须审查的药品广告 非处方药仅宣传药品名称（含药品通用名称和药品商品名称）的，或者处方药在指定的医学药学专业刊物上仅宣传药品名称（含药品通用名称和药品商品名称）的，无须审查。

3.药品广告审查的依据 申请审查的药品广告，符合相关法律法规及有关规定的，方可予以通过审查。

4.药品广告审查机关和审查监督机关 省、自治区、直辖市药品监督管理部门是药品广告审查机关，负责本行政区域内药品广告的审查工作。县级以上工商行政管理部门是药品广告的监督管理机关。

5.药品广告审查的时限 药品广告审查机关应当自受理之日起10个工作日内，对申请人提交的证明文件的真实性、合法性、有效性进行审查，并依法对广告内容进行审查。

（四）药品广告的批准、备案和公布

1.批准 对审查合格的药品广告，发给药品广告批准文号；对审查不合格的药品广告，应做出不予核发药品广告批准文号的决定，书面通知申请人并说明理由，同时告知申请人享有依法申请行政复议或者提起行政诉讼的权利。

2.备案 对批准的药品广告，药品广告审查机关应当报国家食品药品监督管理总局备案，并将批准的《药品广告审查表》送同级广告监督管理机关备案。

3.公布 对批准的药品广告，药品监督管理部门应当及时向社会予以公布。

（五）药品广告批准文号有效期

药品广告批准文号有效期为1年，到期作废。

（六）禁止更改经批准的药品广告内容

经批准的药品广告，在发布时不得更改广告内容。药品广告内容需要改动的，应当重新申请药品广告批准文号。

（七）《药品广告审查表》的保存

广告申请人自行发布药品广告的，应当将《药品广告审查表》原件保存2年备查。

广告发布者、广告经营者受广告申请人委托代理、发布药品广告的，应当查验《药品

广告审查表》原件，按照审查批准的内容发布，并将该《药品广告审查表》复印件保存 2
年备查。

（八）异地发布药品广告的备案

1. 异地发布药品广告的含义及备案机关　在药品生产企业所在地和进口药品代理机构
所在地以外的省、自治区、直辖市发布药品广告的（以下简称异地发布药品广告），在发
布前应当到发布地药品广告审查机关办理备案。

2. 异地发布药品广告备案应当提交的材料：

（1）《药品广告审查表》复印件。

（2）批准的药品说明书复印件。

（3）电视广告和广播广告需提交与通过审查的内容相一致的录音带、光盘或者其他介
质载体。

提供本条规定的材料的复印件，需加盖证件持有单位印章。

3. 异地发布药品广告的备案　药品广告审查机关在受理备案申请后 5 个工作日内应当
给予备案，在《药品广告审查表》上签注"已备案"，加盖药品广告审查专用章，并送同
级广告监督管理机关备查。

（九）药品广告的复审

已经批准的药品广告有下列情形之一的，原审批的药品广告审查机关应当向申请人发
出《药品广告复审通知书》，进行复审。复审期间，该药品广告可以继续发布。

1. 国家食品药品监督管理总局认为药品广告审查机关批准的药品广告内容不符合规
定的。

2. 省级以上广告监督管理机关提出复审建议的。

3. 药品广告审查机关认为应当复审的其他情形。

经复审，认为与法定条件不符的，收回《药品广告审查表》，原药品广告批准文号
作废。

（十）药品广告批准文号的注销

有下列情形之一的，药品广告审查机关应当注销药品广告批准文号：

1.《药品生产许可证》《药品经营许可证》被吊销的。

2. 药品批准证明文件被撤销、注销的。

3. 国家药品监督管理局，或者省、自治区、直辖市药品监督管理部门责令停止生产、
销售和使用的药品。

（十一）药品广告批准文号的格式

药品广告批准文号为"X 药广审（视）第 0000000000 号""X 药广审（声）第
0000000000 号""X 药广审（文）第 0000000000 号"。其中"X"为各省、自治区、直辖

市的简称。"0"为由 10 位数字组成,前 6 位代表审查年月,后 4 位代表广告批准序号。"视""声""文"代表用于广告媒介形式的分类代号。

(十二)对违规药品广告的处罚

1. 篡改经批准的药品广告内容进行虚假宣传的,由药品监督管理部门责令立即停止该药品广告的发布,撤销该品种药品广告批准文号,1 年内不受理该品种的广告审批申请。

2. 对提供虚假材料申请药品广告审批,被药品广告审查机关在受理审查中发现的,1 年内不受理该企业该品种的广告审批申请。

3. 对提供虚假材料申请药品广告审批,取得药品广告批准文号的,药品广告审查机关在发现后应当撤销该药品广告批准文号,并 3 年内不受理该企业该品种的广告审批申请。

4. 异地发布药品广告未向发布地药品广告审查机关备案的,发布地药品广告审查机关发现后,应当责令限期办理备案手续,逾期不改正的,停止该药品品种在发布地的广告发布活动。

📖 **课堂活动**

你在日常生活中常见到药品广告吗?你会看广告选用药品吗?

二、《药品广告审查发布标准》

为了保证药品广告真实、合法、科学,国家工商行政管理总局和国家食品药品监督管理局于 2007 年 03 月 03 日修改通过了《药品广告审查发布标准》。

(一)发布药品广告,应当遵守的法律法规

发布药品广告,应当遵守《广告法》《药品管理法》和《管理法实施条例》《中华人民共和国反不正当竞争法》及国家有关法规。

(二)不得发布广告的药品

1. 麻醉药品、精神药品、医疗用毒性药品、放射性药品。

2. 医疗机构配制的制剂。

3. 军队特需药品。

4. 国家药品监督管理部门依法明令停止或者禁止生产、销售和使用的药品。

5. 批准试生产的药品。

(三)处方药广告的限制

1. 处方药可以在国务院卫生行政主管部门和国家药品监督管理部门共同指定的医学、药学专业刊物上发布广告,但不得在大众传播媒介发布广告或者以其他方式进行以公众为对象的广告宣传。不得以赠送医学、药学专业刊物等形式向公众发布处方药广告。

2. 处方药名称与该药品的商标、生产企业字号相同的，不得使用该商标、企业字号在医学、药学专业刊物以外的媒介变相发布广告。

3. 不得以处方药名称或者以处方药名称注册的商标以及企业字号为各种活动冠名。

（四）药品广告内容的限制

1. 药品广告内容涉及药品适应证或者功能主治、药理作用等内容的宣传，应当以国务院食品药品监督管理部门批准的说明书为准，不得进行扩大或者恶意隐瞒的宣传，不得含有说明书以外的理论、观点等内容。

2. 药品广告中涉及改善和增强性功能内容的，必须与经批准的药品说明书中的适应证或者功能主治完全一致。

（五）药品广告中必须标明的内容

药品广告中必须标明药品的通用名称、忠告语、药品广告批准文号、药品生产批准文号；以非处方药商品名称为各种活动冠名的，可以只发布药品商品名称。

药品广告必须标明药品生产企业或者药品经营企业名称，不得单独出现"咨询热线""咨询电话"等内容。

非处方药广告必须同时标明非处方药专用标识（OTC），专用标识见图10-1。

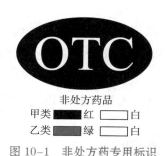

图 10-1　非处方药专用标识

药品广告中不得以产品注册商标代替药品名称进行宣传，但经批准作为药品商品名称使用的文字型注册商标除外。

已经审查批准的药品广告在广播电台发布时，可不播出药品广告批准文号。

（六）药品广告的忠告语

处方药广告的忠告语是："本广告仅供医学药学专业人士阅读"。

非处方药广告的忠告语是："请按药品说明书或在药师指导下购买和使用"。

（七）药品广告时段、时长的限制

电视台、广播电台不得在 7：00 ～ 22：00 发布含涉及改善和增强性功能内容的广告。

必须在药品广告中出现的内容，其字体和颜色必须清晰可见、易于辨认，且在电视、电影、互联网、显示屏等媒体发布时，出现时间不得少于 5 秒。

（八）药品广告的禁止性规定

1.药品广告中有关药品功能疗效的宣传应当科学准确，不得出现下列情形：

（1）含有不科学地表示功效的断言或者保证的。

（2）说明治愈率或者有效率的。

（3）与其他药品的功效和安全性进行比较的。

（4）违反科学规律，明示或者暗示包治百病、适应所有症状的。

（5）含有"安全无毒副作用""毒副作用小"等内容的；含有明示或者暗示中成药为"天然"药品，因而安全性有保证等内容的。

（6）含有明示或者暗示该药品为正常生活和治疗病症所必需等内容的。

（7）含有明示或暗示服用该药能应付现代紧张生活和升学、考试等需要，能够帮助提高成绩、使精力旺盛、增强竞争力、增高、益智等内容的。

（8）其他不科学的用语或者表示，如"最新技术""最高科学""最先进制法"等。

2.非处方药广告不得利用公众对于医药学知识的缺乏，使用公众难以理解和容易引起混淆的医学、药学术语，造成公众对药品功效与安全性的误解。

3.药品广告应当宣传和引导合理用药，不得直接或者间接怂恿任意、过量地购买和使用药品，不得含有以下内容：

（1）含有不科学的表述或者使用不恰当的表现形式，引起公众对所处健康状况和所患疾病产生不必要的担忧和恐惧，或者使公众误解不使用该药品会患某种疾病或加重病情的。

（2）含有免费治疗、免费赠送、有奖销售、以药品作为礼品或者奖品等促销药品内容的。

（3）含有"家庭必备"或者类似内容的。

（4）含有"无效退款""保险公司保险"等保证内容的。

（5）含有评比、排序、推荐、指定、选用、获奖等综合性评价内容的。

4.药品广告不得含有利用医药科研单位、学术机构、医疗机构或者专家、医生、患者的名义和形象作证明的内容。

药品广告不得使用国家机关和国家机关工作人员的名义。

药品广告不得含有军队单位或者军队人员的名义、形象。不得利用军队装备、设施从事药品广告宣传。

5.药品广告不得含有涉及公共信息、公共事件或其他与公共利益相关联的内容。

6.药品广告不得在未成年人出版物和广播电视频道、节目、栏目上发布。

药品广告不得以儿童为诉求对象，不得以儿童名义介绍药品。

7.药品广告不得含有医疗机构的名称、地址、联系办法、诊疗项目、诊疗方法，以及有关义诊、医疗（热线）咨询、开设特约门诊等医疗服务的内容。

课堂活动

举出你日常生活中见到的药品违法宣传广告现象。

点滴积累

1. 申请药品广告批准文号，应当向药品生产企业所在地的药品广告审查机关提出；申请进口药品广告批准文号，应当向进口药品代理机构所在地的药品广告审查机关提出。

2. 药品广告批准文号格式为"X药广审（视）第0000000000号""X药广审（声）第0000000000号""X药广审（文）第0000000000号"。其中"X"为各省、自治区、直辖市的简称。"0"为由10位数字组成，前6位代表审查年月，后4位代表广告批准序号。"视""声""文"代表用于广告媒介形式的分类代号。

复习思考

1. 2015年4月24日修改通过的《药品管理法》对我国药品价格的管理做了哪些调整？目前我国药品价格管理的形式有哪些？

2. 什么是药品广告？什么情况的药品广告无须审查？

3. 简述我国药品广告的申请审批程序。

扫一扫，知答案

扫一扫，看课件

项 目 十 一

药品知识产权保护

【学习目标】

1. 掌握药品知识产权分类、药品专利类型、药品专利保护；药品商标权的内容。

2. 熟悉药品知识产权的概念、药品专利概念、药品商标概念。

3. 了解我国药品知识产权保护体系；药品专利和药品商标申请、审批及其保护规定；医药商业秘密和医药未披露数据的保护规定。

知识产权保护，指用法律手段对知识所有者（发明者）的智力成果进行产权保护。知识产权是一种无形资产，主要表现形式包括专利、商标、商业秘密、著作权等。药品的研究创新，投资大、风险大，药品作为高技术密集型的产品，研究时间长，投资风险大，一旦开发成功，在知识产权保护期内，可得到颇丰的经济回报。

随着 1992 年 1 月中美两国政府签署《中美两个政府关于保护知识产权的谅解备忘录》，以及我国政府相继与欧共体、日本、瑞士等国家和组织签署《保护知识产权双边协议》，我国药品知识产权保护走上了法制化的轨道。2001 年我国加入世贸组织（WTO）并签署《与贸易有关的知识产权协议》，要求我国在药品知识产权保护方面遵循国际惯例和公约，维护知识所有者的权益。

任务一 药品知识产权保护概述

案例

为了保护先进的科学技术成果，维护和巩固实力强大的国际地位，西方国家选择法律这个工具（因为文明时代仅靠武力手段行不通）培育知识产权保护意识和理念。因此，知识产权保护文化最初来自西方社会。现在，非西方国家纷纷加入世界贸易组织体制，实行知识产权保护，知识产权文化与法律保护在非西方国家普遍出现。由于知识产权保护观念薄弱，俄罗斯在建立协调一致的知识产权执法体制方面似乎不可能做得更成功。俄罗斯总统普京和几位经济部长都赞成将知识产权保护纳入其经济计划中，以支持俄罗斯尚不发达的技术工业的发展。不过，俄罗斯起诉知识产权侵权者的举措体现出来的效益仍很低，其主要原因还在于知识产权保护观念的缺乏。

问题：知识产权保护的是什么？受益者是谁？对国家的经济发展有什么作用？

一、药品知识产权的概念

（一）知识产权的概念

知识产权是指人类对创造性的脑力劳动所完成的智力劳动成果依法享有的专有权利。通常由各国立法对其进行保护。知识产权是一种法定权益，基于人的智力投入和资金投入而产生，与债权、物权、人身权并称四大民事权益。

（二）药品知识产权的概念

药品知识产权是指一切与药品有关的发明创造和智力劳动成果的财产权。

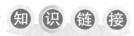

药品工业产权的特征：无形性、专有性、时效性、地域性、法定性、可复制性。

二、药品知识产权的分类

根据传统的知识产权分类，药品知识产权分为两大类：医药著作权和药品工业产权。其中药品工业产权又可分为药品专利权、药品商标权和医药商业秘密权等。

（一）医药著作权

医药著作权是指作者对其创作的作品所享有的各项人身权和财产权。医药著作权自作品完成之日起自动产生，受法律保护的著作权要有独创性，且必须能够复制再现。

（二）药品工业产权

1.药品专利权 是指药品专利的申请人在法定期限内对其发明创造依法享有的专有

权。包括人身权和财产权。药品专利权保护对象有：发明专利、实用新型专利和外观设计专利。

2. 药品商标权 是药品商标注册人对其注册商标依法享有的专有权。商标权保护的范围包括商品商标和服务商标。

3. 医药商业秘密权 是指商业秘密所有人依法对其商业秘密享有不受非法侵害的权利。医药商业秘密包括市场营销策略、技术转让等与经营管理有关的经营信息和技术信息。

三、我国药品知识产权保护体系

我国药品知识产权保护起步较晚，真正建立药品知识产权保护制度是从 20 世纪 80 年代开始的。1985 年 4 月 1 日起正式实施《中华人民共和国专利法》（以下简称《专利法》），该部《专利法》限于当时国情，只对药品的制备方法进行保护，而药物本身不给予专利保护，1992 年、2000 年、2008 年全国人民代表大会常务委员会对《专利法》分别进行了三次修订，使得我国药品专利保护制度趋于完善。《中华人民共和国商标法》（以下简称《商标法》）于 1983 年 3 月 1 日起实施，1993 年、2001 年、2013 年全国人民代表大会常务委员会对《商标法》分别进行了三次修订。此后又陆续颁发并实施了一系列保护药品知识产权的法律、法规和规章，如《中华人民共和国反不正当竞争法》《中华人民共和国药品管理法》《药品注册管理办法》等。

知 识 拓 展

中国作为中药大国，却是中药出口小国。作为中医药的发源地，中国拥有 1 万多种中药资源和 4000 多种中药制剂。但在近期 200 亿美元的国际中药市场上，中国仅有 3% 的占有率，而且其中约有 70% 来自中草药原料，附加值高的中成药出口微乎其微。我国已有 900 多种中药被国外企业抢先申请了专利，一些外企已高调宣布进军中药市场和中药研发，中药专利保护已迫在眉睫。

知识产权无疑是民族中药产业面对挑战时必须紧紧抓住的利器，这已成为业内人士的共识。长期以来，由于缺乏有效的专利保护，仿制中药的现象也就在所难免。以中药专利保护为例，多年以前就有沉痛的教训，如青蒿素被国外一家企业根据科研论文进行结构改造并抢先申请了专利，仅此一项，中国每年至少损失 2 亿~3 亿美元的出口额；日本在中国六神丸的基础上开发出救心丸，年销售额达上亿美元；韩国在中国牛黄清心丸的基础上开发出牛黄清心液，仅这一品种年产值就高达 0.7 亿美元；江苏地道的中药材薄荷，已有 8 项专利落在美国人手中；银杏目前在国内专利申请共有68件，外国人申请的有4件，却几乎涵盖了银杏的全部提取加工流程。

课堂活动

举生活中见到药品知识产权的案例？

点滴积累

1. 药品知识产权是指一切与药品有关的发明创造和智力劳动成果的财产权。

2. 药品知识产权分为两大类：医药著作权和药品工业产权。药品工业产权又可分为药品专利权、药品商标权和医药商业秘密权等。

任务二　药品专利保护

案例

北京时间2015年10月5日17时30分，我国85岁女药学家屠呦呦，凭借着发现抗疟疾特效药青蒿素，摘得该年度诺贝尔生理学和医学奖桂冠，成为首位获得诺贝尔科学类奖项的中国女科学家。青蒿素这一中国版的原创药在给中国科学家带来无上荣耀的同时，却难掩中国青蒿素在国际市场的尴尬境地。统计显示：每年青蒿素及其衍生物的销售额多大15亿美元，但中国市场的占有量不到1%。而究其原因，就是作为中国唯一被世界承认的原创新药，却没有属于自己的专利。然而青蒿素为何没能获得专利保护？是否因为被他人抢注？

青蒿素发明于1971年10月，当时我国的知识产权专利制度尚没来得及建立，1984年第一部《专利法》问世，1985年4月1日开始实施，国内的科研工作者对专利并没有深刻的认识，知识产权保护意识淡薄，并未意识到这一发明是足可以申请国际专利的重大突破，使得青蒿素的发明信息过早地通过科技论文向世界披露了重要信息。

问题：

1. 中国发明了青蒿素为何无法获得国际专利保护？

2. 申请专利保护都需要什么条件？

一、药品专利概念

（一）专利制度

专利制度是国际上通行的国家利用法律和经济手段保护发明创造者合法权益的一项重要法律制度。专利制度的内容通常包括专利的授予原则、授予程序、授予条件、专利权人的权利与义务、对专利的保护期限和保护范围等内容。

（二）药品专利

药品专利是在药物开发领域内依照一定的程序获得国家授予专利保护权利的科技成果。根据我国《专利法》第二十二条第一款规定，授予专利权的发明和实用新型应当具备新颖性、创造性和实用性，药品专利的授予同意要遵循这三个条件。

二、药品专利类型

医药领域与其他技术领域一样，其专利类型也分为发明、实用新型及外观设计三类。

（一）药品发明专利

发明是指对产品、方法或者其改进所提出的新的技术方案。药品发明专利又分为以下几类。

1.新药物 包括有医药用途的新化合物、已知化合物和药物组合物。

2.新的制备方法 方法发明专利主要包括生产工艺、工作方法等。

3.新医药用途 对于已知化合物，首次发现其有医疗价值或发现其有第二医疗用途的可以申请药品的发明专利，包括化合物、组合物的新医疗用途。

（二）实用新型专利

实用新型是指对产品的形状、构造或者其结合所提出的适于实用的新的技术方案。实用新型专利在创造性上较发明专利低，且仅适用于有形产品的发明。

（三）外观设计专利

外观设计是指对产品的形状、图案或者其结合以及色彩与形状、图案的结合所做出的富有美感并适于工业应用的新设计。

三、药品专利申请、审批与其专利权的保护规定

（一）药品专利申请

1.根据《中华人民共和国专利法》（2017年版）规定，专利的申请应遵循以下基本原则：

（1）书面申请原则 即办理专利申请手续时，应向专利行政部门提交一系列规定的书面申请文件，履行各种法律手续并交纳一定费用。

（2）先申请原则　即两个以上的申请人分别就同样的发明申请专利时，专利权授予最先申请的人。

（3）单一性原则　即一件专利申请只限于一项发明创造。

（4）优先权原则　即专利申请人首次提出专利申请的日期，视为后来一定期限内专利申请人就相同主题在他国或本国提出专利申请的日期。专利申请人依法享有的这种权利称为优先权，享有优先权的首次申请日称为优先权日。

2. 依据《专利法》，申请专利有以下要求：

（1）申请药品发明或实用新型专利　应提交请求书、说明书及其摘要和权利要求书等文件，各一式两份。

（2）申请外观专利设计　应提交请求书、该外观设计的图片或者照片以及对该外观设计的简要说明等文件，各一式两份。

（二）药品专利审批程序

1. 受理申请　专利局受理处或各专利局代办处收到专利申请后，对符合受理条件的申请确定申请日，给予申请号并发出受理通知书。对申请人面交专利局受理处或各专利局代办处的申请文件，如果数量在 10 件以下的，当时进行申请是否符合受理条件的审查，符合受理条件的当场做出受理通知书。

2. 受理通知书　向专利局受理处寄交申请文件的，一般在 1 个月左右可以收到国家知识产权局专利局的受理通知书，专利申请人在收到受理通知书以后应缴纳申请费。缴纳申请费的日期自申请日起，最迟不得超过 2 个月。

3. 初步审查　专利局收到发明专利申请后，经初步审查认为符合要求的，自申请日起满 18 个月即行公布。专利局可以根据申请人的请求早日公布其申请。

4. 实质审查　发明专利申请日起 3 年内，专利局可以根据申请人的请求或行政部门自行决定对专利申请进行实质审查。申请人需要配合专利局要求在期限内提供相应资料，逾期不提交或不答复的都被视为申请撤回。

5. 授权阶段　发明专利申请经实质审查没有发现驳回理由，国务院专利行政部门即做出授予发明专利权的决定，向专利申请人颁布发明证书，同时予以登记和公告，发明专利自公告之日起生效。

实用新型和外观设计专利申请经初步审查没有发现驳回理由的，由国务院专利行政部门做出授予实用新型专利权或者外观设计专利权的决定，发给相应的专利证书，同时予以登记和公告。实用新型专利权和外观设计专利权自公告之日起生效。

6. 复审　专利申请人对国务院专利行政部门驳回申请的决定不服的，可以自收到通知之日起 3 个月内，向专利复审委员会请求复审。专利复审委员会复审后，做出决定并通知专利申请人。

专利申请人对专利复审委员会的复审决定不服的，可以自收到通知之日起 3 个月内向人民法院起诉。

（三）药品专利权保护

1. 专利权的保护期限与范围　发明专利权的保护期限为 20 年，实用新型专利权和外观设计专利权的保护期限为 10 年，均自申请日起计算。

发明和实用新型专利权被授予后，任何单位或者个人未经专利权人许可，都不得实施其专利，即不得为生产经营目的制造、使用、许诺销售、销售、进口其专利产品或者使用其专利方法及使用、许诺销售、销售、进口依照该专利方法直接获得的产品。发明或者实用新型专利权的保护范围以其权利要求的内容为准，说明书及附图可以用于解释权利要求。

外观设计专利权被授予后，任何单位或者个人未经专利权人许可，都不得实施其专利，即不得为生产经营目的制造、销售、进口其外观设计专利产品。外观设计专利权的保护范围以表示在图片或者照片的该外观设计专利产品为准。

2. 专利权保护终止与无效。有下列几种情形之一的，专利权将终止。

（1）专利权期限届满将自行终止。

（2）专利权人以书面声明放弃其专利权。

（3）专利权人没有按照规定缴纳年费。

专利权终止后，其发明创造就成为公共财富，任何人都可使用。

专利权无效。自国务院专利行政部门公告授予专利权之日起，任何单位或个人认为该专利权的授予不符合专利法有关规定的，可以请求专利复审委员会宣告该专利权无效。宣告专利权无效的决定由国务院专利行政部门登记和公告，对于宣告无效的专利视为自始即不存在。

3. 专利权人的权利

（1）独占权　专利权人享有实施其专利技术的独占性权利。

（2）禁止权　专利权人有禁止他人实施其专利技术的权利。

（3）许可实施权　专利权人享有许可他人实施其专利的权利。

（4）转让权　专利权人享有转让其专利权的权利。

（5）署名权　发明人或者设计人有权在专利文件中写明自己是发明人或者设计人。

（6）标记权　专利权人有权在其专利产品或者该产品的包装上标明专利标识。

4. 专利权人的义务

（1）专利权人具有充分公开发明创造的义务。

（2）专利权人应按照专利法规定依法缴纳年费。

点滴积累

药品专利类型分为药品发明专利、实用新型专利及外观设计专利。

药品发明专利的取得要经过受理申请、受理通知书、初步审查、实质审查、授权阶段，以及复审六个阶段；而实用新型和外观设计专利只经过受理申请、初步审查及授权三个阶段。专利权自公告之日起生效。

任务三 药品商标保护

案例

原告中国北京TRT（集团）有限责任公司（以下简称北京TRT）是第171188号"TRT"注册商标权利人。国家商标局于1989年认定"TRT"商标为驰名商标，为全国首例被认定的驰名商标。被告中华TRT生物科技有限公司（以下简称中华TRT）设立于我国台湾地区，于2011年在江苏省常州市设立代表处，以招商为目的，向客户提供台湾土特产、茶叶等赠品，在大陆地区寻求药品、养生及其他产品生产销售服务的合作机会。中华TRT在经营过程中，实施了对"TRT"商标的模仿装潢、虚假宣传、恶意诋毁等行为。为此，北京TRT诉至法院，请求判令中华TRT停止侵权及不正当竞争行为，消除影响并赔偿经济损失500万元。

问题：

北京**TRT**的商标注册范围是什么？与中华**TRT**是否相同？

一、药品商标概述

（一）药品商标的概念

商标是市场交换中的商品标记，是用来区别一个经营者的品牌或服务和其他经营者商品或服务的标记。我国《商标法》中对商标的定义是"任何能够将自然人、法人或者其他组织的商品与他人的商品区别开的标志，包括文字、图片、字母、数字、三维标志、颜色组合和声音等，以及上述要素的组合"。

（二）药品商标的特征

1. 商标 商标是人类进行商业活动中用于区分不同商业主体所用的标识，其重要作用在于区别和标记，为此商标的特征主要有以下几点。

（1）专用性　商标的使用目的是便于消费者区别与他人的商品来源或服务项目。所以注册商标所有人对其商标具有专用权和独占权，未经注册商标所有人许可，他人不得擅自使用，否则即构成侵权。

（2）显著性　为便于消费者识别，商标必须具有显著的特征，只有将具有鲜明个性的标记用于特定的商品或服务，才能便于消费者识别。

（3）价值性　商标代表商标所有人生产或经营的质量，以及信誉和企业信誉、形象，商标所有人通过商标的创意、设计、申请注册、广告宣传及使用，它能吸引消费者认牌购物，给经营者带来丰厚的利润，使商标具有了价值，也增加了商品的附加值。

（4）竞争性　生产经营者的竞争就是商品或服务质量与信誉的竞争，其表现形式就是商标知名度的竞争，商标知名度越高，其商品或服务的竞争力就越强。

（5）依附性　商标依附于商品或服务而存在，商标是区别商品来源的标记，只有附着在商品上用来表明商品来源并区别其他同类商品的标志才是商标。

2. 药品商标　药品由于身兼商品与公共品的双重性，药品商标除具有以上所述的特征之外，还具有以下特征。

（1）行业性　药品商标的文字、图片、颜色组合等元素通常具有非常典型的行业特征，能促使消费者联想到健康、安全、生命词汇或场景；同时为避免对医生、患者用药产生误导和混淆，药品的商标要尽量避免与药品特性及功效的关联。

（2）公益性　药品商标在进行设计时通常要考虑到药用化合物使用的广泛性，不可直接使用药品通用名作为商标，以避免消费者产生误解。

（三）商标的分类

商标的分类方式多种多样，主要有以下两种。

1. 根据商标是否进行依法注册并享受法律保护分类

（1）普通商标　是指在正常情况下使用未受到特别法律保护的绝大多数商标。是与驰名商标相对应的一种商标。

（2）注册商标　是指已获得专用权并受法律保护的一个品牌或一个品牌的一部分。注册商标是识别某商品、服务或与其相关具体个人或企业的标志。

2. 根据商标在市场中的知名度分类

（1）知名商标　是指在本地（市）范围内商标所有人拥有的，在本地市场上享有较高声誉并为相关公众所熟知的注册商标。

（2）著名商标　是指具有较高市场声誉和商业价值，为相关公众所熟知并由省级工商行政管理局依法认定的注册商标。

（3）驰名商标　在中国为相关公众广为知晓并享有较高声誉的商标，一般是由国家工商总局商标局、商标评审委员会或人民法院依照法律程序认定的注册商标。

二、药品商标申请、审批与其商标权的保护规定

（一）药品商标申请

按照我国 2013 年修订的《商标法》要求，药品商标的申请需按照规定向商标局依法申请注册。

1. 注册要求 《商标法》规定药品商标在申请注册时，应当具有显著特征、便于识别、并不得与他人先取得的合法权利相冲突。

2. 禁止性规定

（1）按照《商标法》规定，为防止商标对特殊的社会组织权益产生侵犯或容易引起社会矛盾，不得作为商标使用的标志包括下面的内容：①同中国或外国的国家名称、国旗、国徽、军旗等相同或者近似的；②带有民族歧视性的；③夸大宣传并带有欺骗性的商标；④有害于社会主义道德风尚或者有其他不良影响的。

（2）按照《商标法》规定，为便于消费者识别和选择商品，以下情况不得作为商标注册的标准：仅有药品的通用名称、图片、型号的；仅直接表示药品的质量、主要原料、功能、用途、重量、数量及其他特点的；其他缺乏显著特征的。

3. 提出申请 商标注册申请人可以以书面方式或者数据电文方式提出，按规定的商品分类表填报使用商标的商品类别和商品名称，提出注册申请。

商标注册申请人可以通过一份申请就多个类别的商品申请注册同一商标。

（二）药品商标审批

商标注册申请一经受理，需要经过以下程序获得审批。

1. 审查与公告 对申请注册的商标，商标局应当自收到商标注册申请文件之日起 9 个月内审查完毕，符合有关规定的，予以初步审定公告。

公告期满无异议的，予以核准注册，发给商标注册证，并予以公告。

2. 复审与起诉 对商标局做出的驳回申请、不予公告、不予注册决定不服的，可以向商标评审委员会申请复审，对商标评审委员会的决定不服的，可以自收到通知书之日起 30 日内向人民法院起诉。

（三）药品商标权的保护

1. 药品商标权的内容

（1）专有使用权 经注册的商标，其持有人在法律规定范围内依法享有该商标的专有使用权，任何人不得在未经许可的情况下擅自使用该商标。

（2）禁止权 商标注册人有权禁止他人未经许可使用其注册商标。

（3）转让权 商标注册人在法律允许范围内可以通过签订转让协议，并共同向商标局提出申请，将商标转让给他人使用。

（4）许可权　商标注册人可以通过签订商标使用许可合同，许可他人使用其注册商标。许可他人使用注册商标是商标所有人利用商标权的一种重要方式，许可人应当监督被许可人使用其注册商标的商品质量。

2.药品商标的有效期与续展　注册商标的有效期为 10 年，自核准注册之日起计算。注册商标有效期满，需要继续使用的可以通过续展注册延长商标权的保护期限。商标注册人应当在期满前 12 个月内按照规定办理续展手续；在此期间未能办理的，可以给予 6 个月的宽展期。

每次续展注册的有效期为 10 年，自该商标上一届有效期满次日起计算。续展注册没有次数的限制，商标持有人通过续展可获得注册商标的永久保护，但如期满未办理续展手续的，注销其注册商标。

3.药品商标的侵权保护　药品商标侵权行为是指未经药品商标注册人许可，在商标有效地域和有效期内侵犯其合法权益的行为。主要表现有未经许可使用、伪造标识、使用相近似的商标进行仿冒等。国家商标管理机关和司法机关依法对侵权行为进行打击以保护商标注册人的合法权益。侵权人通常需承担停止侵权的责任，明知或应知是侵权的行为人还要承担赔偿的责任。情节严重的还要承担刑事责任。

药品商标遭受侵权行为后，商标注册人可以与对方进行协商或向国家有关机构进行诉讼、举报、请求处理、海关备案等方式以保护自己的权益。国家行政和司法机关提供法律保护的方式主要有以下两种。

（1）行政保护　由国家各级工商行政管理部门或公安经济侦查部门主动行使权力对主管辖区内发生的假冒注册商标、商标侵权案件进行依法查处。

（2）司法保护　由企业、个人向上述两个权力部门举报商标违法、犯罪行为或由相关商标使用权人向法院起诉商标侵权。

我国《商标法》规定，地方工商行政管理部门及法院可要求商标侵权人停止侵权行为、没收和销毁侵权工具、没收违法所得、罚款、赔偿受害人，涉及犯罪的还可以追究侵权人的刑事责任。

点滴积累

1. 药品商标权的内容：专有使用权、禁止权、转让权、许可权。

2. 注册商标的有效期为 10 年，自核准注册之日起计算。注册商标有效期满，需要继续使用的可以通过续展注册延长商标权的保护期限。在此期间未能办理的，可以给予 6 个月的宽展期。

任务四　医药商业秘密与未披露试验数据保护

📖 案例

美国 L 公司（以下简称 L 公司）系全球知名的制药企业，L 中国（研发）有限公司（以下简称 L 中国公司）是 L 公司集团的全资子公司，负责在华医疗、药物产品的研发及技术服务。2012 年 5 月，L 中国公司与黄某签订《劳动合同书》，聘用黄某从事化学主任研究员工作。根据《劳动合同书》的约定和相关培训要求，黄某必须遵守《员工手册》《保密协议》《商业行为准则》《关于电子资源使用的全球政策》等公司规章制度。2013 年 1 月，黄某违反公司规章制度，从 L 中国公司的服务器上擅自下载了 21 个 L 公司的技术秘密文件，并将上述文件私自存储至个人所拥有的电子存储装置中。经交涉，黄某承认从公司服务器上下载了上述保密文件，并同意公司检查其个人装置，以确定保密文件的信息没有对外泄露或使用，还授权公司删除这些信息。但此后黄某却未履行承诺的事项。两原告还于同日提出行为保全申请。请求法院责令被告不得披露、使用或者允许他人使用从原告处盗取的 21 个商业秘密文件。被告黄某辩称，原告主张保护的技术信息不构成商业秘密；原告对雇员转存技术信息的行为没有任何限制，被告侵权行为不成立；被告的行为对原告没有造成实质性损害，原告无实际损失。

问题：

1. 商业秘密包括哪些内容？

2. L 公司被盗取的文件资料属于商业秘密的哪类信息？

一、医药商业秘密的保护

（一）医药商业秘密的概念

医药商业秘密，特指医药企业在经营过程中所拥有的，能为企业带来经济利益、具有实用性的，企业不愿公开的技术信息和经营信息。医药商业秘密权，指医药商业秘密的拥有者具有保护其商业秘密不受他人非法侵犯的权利。

（二）医药商业秘密的特征

商业秘密不同专利，它不需要对社会公开就享有法律的无限期保护，因此具有以下特征。

1.天然性 商业秘密权的获取不需经过任何机构的许可，企业所拥有的信息自产生之日起可天然成为商业秘密。

2.价值性 在医药企业中，药品的开发方向、研究数据、生产记录、市场数据、市场战略、客户资料等对企业来说都具有极高的价值，这一价值在过往的经营活动中可能已经得到体现。

3.秘密性 商业秘密首先必须处于秘密状态的信息，不是特定的人不能从公开的渠道获得信息。商业信息可在一定时间、空间范围内产生信息价值的原因在其非公开性。

4.实用性 商业秘密与其他理论成果的根本区别在于，商业秘密具有现实的或潜在的使用价值。

5.声明性 即商业秘密权利人通过采取保密措施，包括订立保密协议，建立保密制度及采取其他合理的保密手段，商业秘密才可获得切实的保护。

6.合法性 通过不正当手段获得的医药商业秘密，不仅不能得到法律的保护，反而要承担一定的法律责任。

（三）医药商业秘密的内容

医药商业秘密根据产生来源不同可分为技术信息和经营信息两类。

1.医药技术信息 指医药企业在生产研究过程中积累的信息资料。主要包括药品生产过程中的产品开发信息、配方与工艺、设备组装与改进、研究、生产数据等。

2.医药经营信息 指医药企业中与企业经营行为具有重大关系的信息内容，如财务信息、市场信息、采购计划、供应商资料、客户情报、管理方法等。

（四）医药商业秘密的保护

1.法律保护 目前我国还没有专门的商业秘密保护立法，当前我国调整商业秘密权的法律法规包括《民法通则》《劳动法》《合同法》《反不正当竞争法》《刑法》等，企业被侵犯商业秘密的内容和方式不同，可通过以下行动进行解决。

（1）向仲裁机构申请仲裁解决 如果此前企业与侵权人之间签订了商业秘密保护合同，并且双方自愿达成仲裁协议的，可依据《仲裁法》向双方仲裁协议中约定的仲裁机构申请仲裁。

（2）向人民法院提起民事诉讼 根据《反不正当竞争法》《民事诉讼法》等法律规定，企业的商业秘密被侵犯，可以直接向人民法院提起民事诉讼。

（3）刑事诉讼程序 侵犯商业秘密行为构成犯罪时，权利人应向公安机关报案，由公安机关立案侦查，侦查终结的案件移送同级人民检察院。检察院认为事实清楚、证据充分、应该追究刑事责任的，向同级人民法院提出公诉。

2.行政保护 企业的商业秘密被他人侵犯后，企业可以向县级以上工商行政管理机关投诉，并提供商业秘密及侵权行为有关证据。

3. 自我保护 医药企业还通过采用保密和专利结合的方式，将容易被他人获取的技术秘密申请专利保护，将其余资料利用保密制度管理起来，以达到对自我商业秘密的完整保护。

二、医药未披露数据的保护

（一）医药未披露试验数据的概念

医药试验数据，是指在药物开发过程中，通过临床前和临床试验收集的药物安全性、有效性、质量可控性的测试数据。

在药物开发竞争中，试验数据的泄露可使得药物研究遭到不同程度的模仿，甚至会出现仿造数据的情况，为此《与贸易有关的知识产权协议》（TRIPS）明确要求将试验数据列为保护对象，我国《药品管理法实施条例》也对未披露的试验数据进行了说明。

（二）医药未披露试验数据的特征

1. 专业性 医药未经披露试验数据为药品注册申请人在其特有试验条件下试验所得，仅供证明该申请人所生产药品的安全性、有效性和质量可控性，并不能证明其他机构所生产药品的安全、有效、质量可控，为此这一数据的有效性限制为原注册申请人进行药品开发和注册申请时专用。

2. 保密性 TRIPS 和我国的《药品管理法实施条例》中对所保护的试验数据均要求"未经披露"，即已经通过其他途径公开的试验数据并不在此保护范围内。

3. 价值性 医药未披露试验数据虽然具有专用限定，但药物研发的竞争者仍能从试验数据中反向推断试验的设计思路、工艺流程等商业秘密，进行技术秘密破解，为此具有显著的商业价值。

4. 非创造性 医药未披露试验数据虽然是通过试验新取得的，但数据本身并非创新成果，并不具有创造性。

（三）医药未披露试验数据的内容

1. 临床前研究数据 包括药物的合成工艺、提取方法、理化性质及纯度、稳定性、药理、毒理、动物药代力学研究等。中药制剂还包括原药材的来源、加工及炮制等研究；生物制品还包括菌毒种、细胞株、质量标准、生物学特征、遗传稳定性及免疫学的研究等。

2. 临床研究数据 包括临床药理、人体耐受度、人体药代动力学、剂量调整、临床疗效、人体安全性、不良反应、生物利用度的研究等。

（四）医药未披露试验数据的保护

1. 医药未披露数据保护 是指对未在我国注册过的含有新型化学成分药品的申报数据进行保护，在一定的时间内负责药品注册的管理部门和药品仿制者，不能披露也不能依赖该新药研发者提供的证明药品安全性、有效性、质量可控性的试验数据。

2.医药未披露数据保护的法律依据 世界贸易组织（WTO）的 TRIPS 第 39 条规定，当成员国要求以提交未披露过的试验数据或其他数据作为批准使用了新化学成分的药品或农用化工产品上市的条件，如果该数据的原创活动包含了相当的努力，则该成员国应对数据提供保护，以防止不正当地商业使用。

复习思考

1. 简述药品知识产权的种类。
2. 药品专利的类型有几种？
3. 医药商业秘密的保护方式有哪些？
4. 案例分析

　　天士力"养血清脑颗粒"是由天津天士力制药股份有限公司采用最新工艺独家研制生产的现代中药，1996 年获三类新药证书，1999 年获国家发明专利，2004 年被列为国家二级中药保护品种。

　　2005 年 3 月，天士力公司发现某制药有限公司上市了同名的"养血清脑颗粒"并提供虚假临床试验报告。遂于 2005 年 5 月 11 日向某市中级人民法院提起专利侵权诉讼，要求被告某制药有限公司停止专利侵权行为并立即停止生产、销售"养血清脑颗粒"。被告主张自己使用的是涉案专利申请日之前的公知技术，并不构成侵权。

　　思考分析：被告主张能否成立？某公司对天士力公司构成专利侵权吗？

扫一扫，知答案

主要参考书目

1. 万仁甫 .《药事管理与法规》. 北京：中国中医药出版社，2015.

2. 杨世民 .《药事管理学》. 2 版 . 北京：人民卫生出版社，2013.

3. 高明 .《药事管理与法规》. 2 版 . 北京：中国中医药出版社，2011.

4. 王克荣 .《药事法规与管理》. 北京：中医药出版社，2013.

5. 吴蓬 .《药事管理学》. 3 版 . 北京：人民卫生出版社，2003.

6. 杨世民 .《药事管理与法规》. 9 版 . 北京：中国医药科技出版社，2015.

7. 杨万波 .《药品经营质量管理》. 北京：人民卫生出版社，2009.